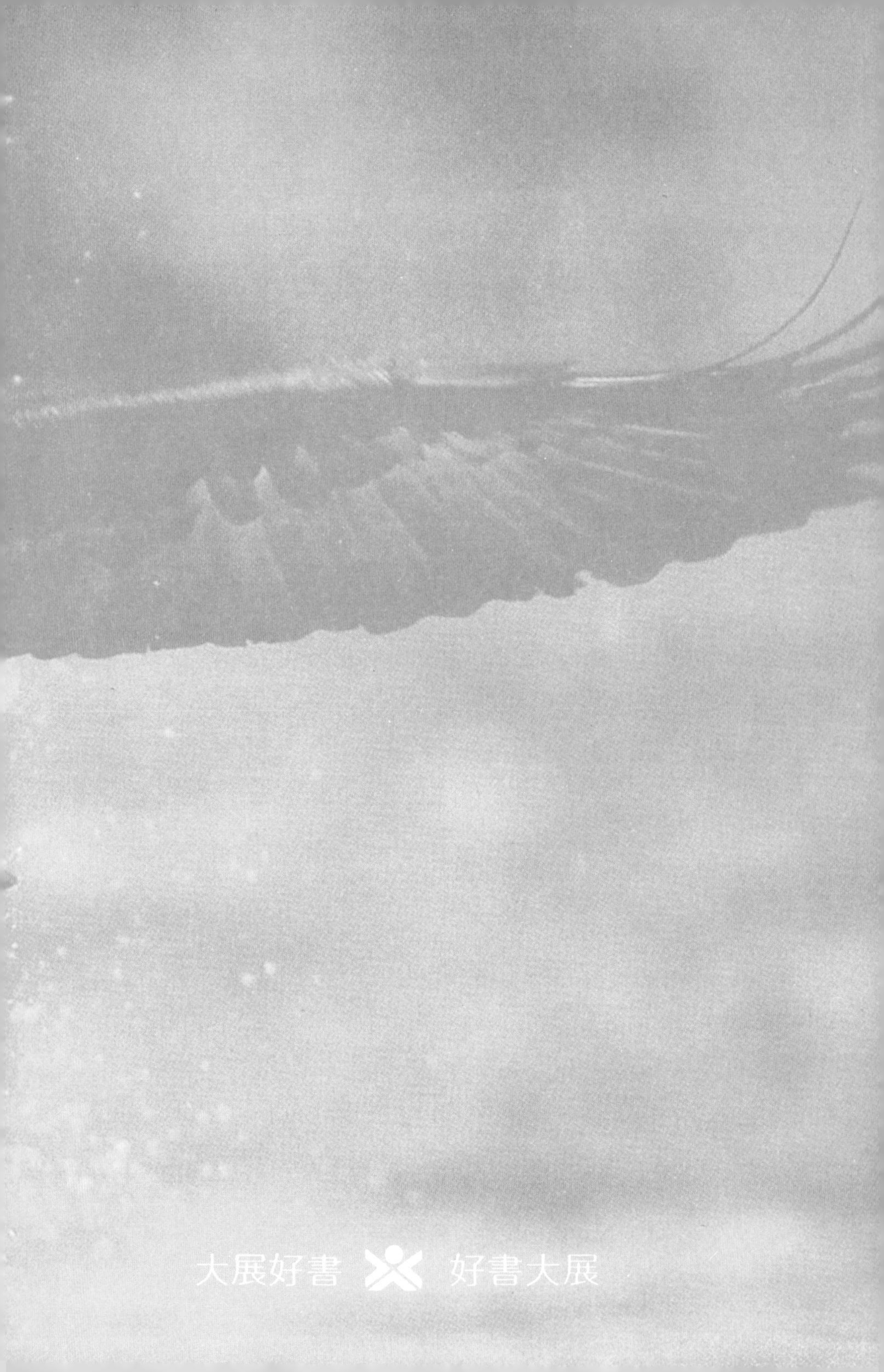
大展好書 好書大展

大展好書 好書大展

家庭醫學保健

62

禪宗
自然養生法

費 德 漢／編著

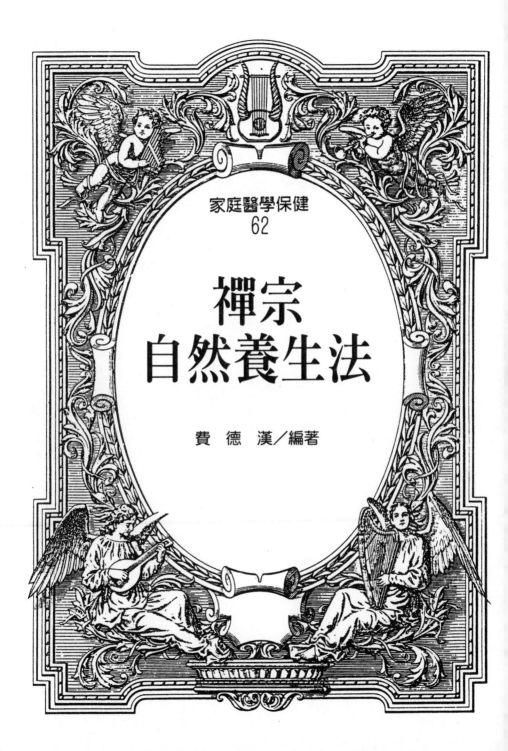

確保身體健康，讓人生更加快樂——前　言

本書有五大重點，提供給您參考：

第一：身體的健康，並非由金錢可買得到，而是以樂觀和快樂的心態構成的。

第二：肌肉和骨骼裡，有著微妙的吻合和關係，在無意識下，莫名的招來疾病，生活過得很晦暗。

第三：每天反覆的做一萬次以上的呼吸運動，將它成為生活的一部分，是治療自己的最大秘方。

第四：每一個生命中，都附有一具軀體和心，對身體和心理做最好的保護，是很重要的。

第五：身體本身不能自己照顧，而是自己要照顧身體。

以上所述重點，是根據東方的醫學和宗教而完成的理論。但是，一般人都認為生病應該到醫院治療才是正確的，所以會認為這些理論是一種創新思想，其實不然。自己的疾病，自己可以去治療。

自己的疾病，是自己的原因所引起，所以不能殘留在體內。

想想看，我們所看到的禪宗，從以前到現在都利用上述的五大重點，來維護自己的健康。

對於禪佛有慧根的人，在七十五歲為止都能教育很多的弟子出來。有一位名叫趙州的人，六十歲時出家，活至一百二十歲為止。這雖然是千年以上的舊話，不過是一位非常特殊的人物。

雖然這是上千年的舊事，但我想他是非常值得一提的。以當時的禪宗而言，是一種新勢力的表現，佛教還不能稱為主流派。就物質方面而言，根本不能維持生活。所以有些人到深山幽谷中隱居起來，過著飢寒交迫的生活，是非常平常的事，如此度過了一生。

他們的生活，與我們有所不一樣，完全的素食，完全用自己的雙腳走路，完全不靠任何工具，在遼闊的中國大陸裡步行，都是數百公里。

只有靠自己的力量，使自己繼續生存，用自我克制的方式維持自己的健康，當然是最重要的。

反觀現代的人們，卻將各種的健康法變成一項流行的事。例如：「吃××了就能復原」，或「吃了××就能抑制病情」等。類似的情形很多，國內的保險制度非常完備，全國各地都有所謂的「科學性的醫療」設施，這種現象是為什麼？現代的醫院醫療裡，是否將某些事情遺忘了呢？

內臟移植等，都是明顯的醫學進步。是不是要將「人不會生病，人類永遠不會死亡」的幻想實現呢？以醫學的觀點來看，真的覺得很不可思議。

所謂佛教，是能融合全生命的一種宗教。自己或別人的生命，動、植物的生命需要什麼？何謂「生命」等，做深入的解讀傳授。但是，如今的佛教，利用過去的文化財產，自己的疾病是從何引起，為何引起？是否要自我反省才對！我們只是為了將病痛除去，才前往醫院治療。

醫院的掛號處到處是人潮，等於是現代利益的寺廟。只要去過醫院後，隨便到廟裡參拜一下，出點香油錢就行了，反正保險制度如此完善。

現今的觀念，為了讓死神不降臨在自己身上，才將神像擺入科學技術發達的醫院裡。這是神的新利益，我們為了將自己的生命利益，才出此策。假如這股力量薄弱了，就表示醫藥的利益也薄弱，所以醫院與信仰就此不能分離。

這本書，是醫院的醫療設備中所缺乏的補給，敘說重整生命力的方法。醫院的醫療不能完全將疾病治好，而是以自己的生命力治好。醫院是，不能完全負責病人或半個病人的責任。從半個病人到健康的人為止，是自己能掌握的，自己的疾病除了那些名醫以外，能自我調整健康才是最重要的。

其實這本書和身心無關。鍛鍊、愉快，創造自身和健康與宗教融合，是的人生中最值得收藏的書。

目錄

第二章　身體歪斜治療——「彎曲肚臍的科學」

第四章　關懷身心的健康

第五章　改善、根治疾病

第一章

保護身體的方法——「自然治癒力」

身體可預防疾病的發生

住在寺廟裡的和尚，他的職業就是要住在廟裡。住在廟裡要做什麼呢？其實什麼也沒有做，也沒有什麼好做。就像無業的人一樣。生命中沒有刺激性、沒有快樂，這是非常驚人的生命力，生命只是為了生存而延續著。

每個人都是有生命力的。生育、種菜、煮飯、照顧老人等是專業主婦的工作，沒有什麼變化，視專業主婦工作的程度而定，從最好到最壞的人都有。住在寺廟裡的和尚亦然，每人對生命的觀念不同，從最好到最壞的人都有。

用生命力來治療疾病，稱為「自然治癒力」。就是憑著自信與生命力，將自己的疾病自然的治癒。

因睡眠時著涼而引起的下痢，其實下痢是很自然的現象可以不理會。身體突發的疾病或長期的疾病，即使是太敏感以為自己病了也好，自然的身體，自然就會有這種現象，不用太在意它。

再麻煩的疾病，應該抱有「不要太在意」的觀念。知道了「自然治癒力」以後，我們在人間，就有什麼都是最好感覺送給您。事實上，「自然治癒力」，有更好的效果，自己認為最好的就會快樂，反之，就是痛苦。

佛典裡有此一傳說：開啟領悟的釋迦牟尼，在如來佛生病時，醫治方法就是要下痢三十次，可是到第二十九次就停止，非常擔心，疾病當然不能康復。但是，當他飲下溫湯以後，第三十次的下痢就全部完成了，病也痊癒了。

對於如來佛的下痢一說，是否覺得有心得呢！

睡眠時著涼引起的下痢，視下痢的情況不一，為治好傷風，能理解這個觀念，對身體有很大的幫助。著涼時未發出的汗，就從大便裡排出。

不能忍受下痢的人，一天當中會很難過，會引起鼻水和淚水的現象，或者引發神經痛。這時，要將肚臍以下的部分浸於熱水中，長時間讓身體溫熱，將汗排出。使殘留在身體中多餘的水份排出體外，像跑步等的運動也有利排汗。

釋迦牟尼的例子，下痢也是好處，喝下溫水將疾病治癒，還要感謝從身體中發出的生命力。

您有無對下痢的事擔心呢？只有頑固的人，才不能體會這個道理。每個人都擁有「自然治癒力」的能力，像這類的事很多，其實這對個人也是切身的問題，一個受精卵形成一位堂堂正正的人，這個力量將與一生有關連。這個力量，我們稱它為「健康」。

能預知自己的健康

「您好！」這是一般人最常用的招呼語，又意味「健康狀況良好嗎？」的意思，那麼所謂「健康」，在東方醫學和佛教中擔任非常重要的角色。其實當父母生下我們以後，就先天俱來的意識，然後攝取食物或空氣的後天意識，是生命發展的原動力，當然也是由父母遺傳。

一個受精卵分裂成長中，腦部等神經系統、內臟等慢慢在孕育過程中成熟，仔細的想一想，生命真的非常奧妙。所以「健康」，是包含對生命驚人的關連之一。

這先天的健康，在身體中是一個重要的基本生命。試著從大腿內側到腳部，用大拇指壓壓看，從腋下到小拇指皮膚較白的部分，包括肚子的部分等，這些都是先天俱來支撐我們的健康。充實上述部分的健康，對身體非常有幫助。

「相撲」的大力士，在比賽時都會擺出來的姿勢，完全將腳的底部前後貼於地面。日本某一位「相撲」的名將，每次比賽時，第一個動作就是這樣，然後雙眼有神的瞪視對手

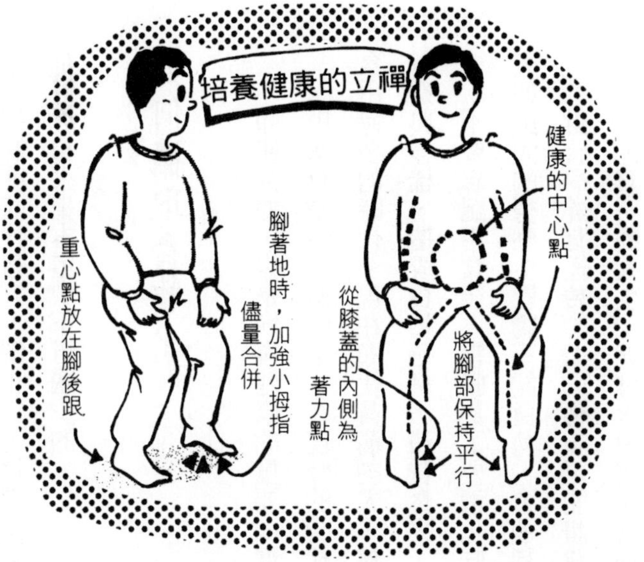

，這就是健康的姿勢。

隱藏在身體暗處的部份，使之更為健康的方法是，穩定重心、穩定精神。如果健康情況不良時，腳的小拇指會在重心裡移開來，身體就會不安定，同時心情也跟著不安起來。

一個人在不安時，就容易怒，就像家裡養的狗，用鎖套著它的脖子，狗就不安，想要自由的行動，就會不安的吠叫。

為何佛教不希望有憤怒，因為憤怒就是健康狀態不好的反應。由上述的種種原因而言，您是否發現自己的健康有問題了？

人是動物的一種，只要有動作，就需要呼吸，然後就需要進食，這些都是生命的基本。即使身體的疾病，用藥物也不能治癒，這個基本是人間重返健康的偉大設計。只要有健康，就能將疾病溶化。在手術、抗生物質、荷爾蒙劑完全沒有的狀態下，將疾病治好。治病，只要用健康來控制就能代替它、溶化它，這就是最健全的身體。人類是上等動物，要使健康常駐，是醫療和人生本道中不可缺少的。

如何攝取食物？

即使食物，也是恢復健康的重要一環，到底什麼東西不吃不可呢？用餐時是最快樂的事，在現今的時代裡，需要與不需要的食物，都沒有選擇，而導致食用過多的時代。現在即使貧窮的人，都比得上古時候的王侯貴族。每天都像在開宴會、辦祭典一樣，造成食物過剩、浪費食物。

不要忘記用食後，胃腸為了要消化吃下去的食物，讓身體做了一場大勞動。當然，每天如此大的勞動，胃腸不能負荷，會消耗身體的健康。

對於宿醉有經驗的人，應該更能體會到。本來就缺乏健康的人，吃得少消化就好。從此以後，鑽石的人生，就會永遠陪伴著您。即使健康狀況稍許不良，我們也要珍惜每分鐘的氣息，探討這宗教性的樂趣，隨心所欲過著快樂的人生。

食物的質，也是非常重要的。

人落地而生，也會回歸土裡，這中間的世塵裡，我們食用土。但是土卻不能隨便生吞，所以我們食用吃了土的蔬菜、吃了蔬菜的動物。像野生豬，牠們就將土生吞。有人甚至說，生火用的竈，食用竈上的灰（礦物質），也能治病。

食用由豐富土中成長的蔬菜，是一種美食。鈣、鎂、鐵、亞鉛等，這些包含在土中的礦物質，完全吸收溶解在蔬菜中。

水份豐富的生菜沙拉，堪稱活躍礦物質的膠囊。

我家養了兩隻雞，牠們對於身體缺乏的物質，好像非常的敏銳與害怕，當產下來的卵殼很薄時，就爭相的將蛋殼啄破，表示鈣質不夠。當鈣質足夠時，就不幫小雞啄破蛋殼。

牠們使用最原始的感覺生存，而我們卻不使用。到底身體需要什麼?自己都不知道。所以請重視，要均衡多種類營養素給身體才是。在餐桌上，要有生菜沙拉，並且要有五種以上的蔬菜調配而成。「將高麗菜切成細絲食用，也可以」的觀念是不對的。利用頭腦組合有根菜類、葉菜物、海草等配合而成的生菜沙拉。

小孩子是很天真的。所以常給予蔬菜食用，不要加添別的調味料。添加了那些多餘的調味料的蔬菜，對小孩子沒有幫助。土質不豐富，食物的品質也跟著低落，間接影響人類健康品質的下降。

運動不足又攝取過多的食物，是現代人最煩惱的問題。在地球上的所有動物，在進食後，都需要充足的運動。除了養豬場的豬和雞以外，都是必要的。

真是非常奢侈的煩惱，只要將世界珍物集中食用，住在狹窄的房子裡，就不需要運動的觀念。為了不讓自己飢餓，相對的動物就有危機了。而且還要浪費的食用牠。萬一有一天，因為運動不足而讓身體發病，就太遲了。

每天待在家裡，一天之中不超過二千步的步行。為了解決運動不足的現象，慢跑（步行）、健行（快步的行走）等都可以。不需要任何輔助工具，這是對自己有非常大的幫助，請您務必實行，就是校正運動不足的最大福音。

身體出現異狀表示生病了

步行一萬步消耗四千卡路里等的知識，相信都能在新聞、報章等資訊中得到。身體不是垃圾焚化爐，要多一分心去觀察它才可以。運動不足，即使偶爾動一下，也不能完全的將肌肉結合。骨骼略有歪曲的人，身體的動作會左右不平衡。即使慢跑等運動，最後因為運動不足而導致剩餘的肌肉群。這種現象，在別的運動時也會發生。對這種不健全的運動而言，也是疾病的原因之一。

所以一定要有「調整肌肉骨骼系統」的觀念。這也是培育健康的途徑之一（在第二章中為您深入介紹）。

所以在我們還是小孩子的時候，為什麼會毫無意義的亂跑，是否還記得呢？

將不要的感覺排出——起床的作法

「好吧！那就做吧！」然後就「伸懶腰」。做「伸懶腰」的動作，到底有什麼意思？「健康」的重點，是以食物和運動一點一點累積而成的。在這裡還是要告訴各位一個重點，那就是有關呼吸的問題，是很切身的問題。

貓或狗都會「伸懶腰」。午睡醒來後，「喔！」的伸懶腰。

人也不例外，有任何的行為發生時，就會不自主的「伸懶腰」，這時，對於身體的感覺比較敏銳的人，都會感覺到呼吸器官的中心點開始有運作的現象。

同時，擴胸的姿勢比在休息時，更加提升重要性。將手臂張開逆向舉起，像葫蘆一樣，身體成不穩定的逆三角形。

利用葫蘆的姿勢，反覆幾次，人類的行為動作開始，幫助活力。

相對的，休息、睡眠時是用肚子呼吸，肚子一凸一凹的呼吸。像葫底飽滿的樣子。在安樂椅上享受的人，會沒有行動的行為。坐禪是改造人下半部突出的文化，強調腹部，坐下時利用腰的力量。特別是對愛動、坐不住的人一種特別處方。

什麼事都引不起興趣的人，用腹部呼吸的習慣已經不能改變了。讓我們一起來「伸懶腰」吧！一次或兩次的呼吸習慣，不能徹底改善。利用十分鐘反覆的練習，身體才會起變化。同時，對那些不喜歡活動的人，另一種身心的改變。引發活動力，對於身體和呼吸、骨骼都有連帶的益處。這種方法可以利用每天起床時來做。且可治療低血壓的症狀。

身體沒有任何警告時，都不會去在意它。其實平常就要應用在生活中，讓我們的生活永遠活在健康裡，這是非常重要的。「伸懶腰」的動作使胸內呼吸改變，可摸摸看頭部四周和頭的地方，會發現有輕微的汗流出。完成身體的準備活動。頭部的血液循環亦有幫助。每天工作的人，視任何氣溫對身體的不同條件，必須適當的排出汗。普通，呼吸的方式改變，對於上半身血液循環還有幫助，排汗也較正常。

頸部四周不會輕微出汗的人，如果持續過久，就會有感冒的症狀發生。感冒的原因是受病毒的感染。例如，類似的情形很多。白天輕微的感冒並非病毒關係，應早點讓身體發汗、散熱。同時，感冒時最好泡浴，當然也要考慮自己的體力，一直在熱水泡浴也是不對，泡浴有很多種方法。

促進發汗的方法——「泡腳」

臉色不好，痰呈黃色的人，不能進入熱水中浸泡。因為如此會消耗體力，使症狀更為嚴重。「泡腳」能讓身體輕微發汗，將感冒治癒。

所謂「泡腳」，是坐在椅子上，上身利用毛毯保護體溫，將熱水加到腳踝處，熱水溫度維持在攝氏四十二度左右，直到出汗為止。熱水稍微變涼時，再加入熱水。

身體感到黏黏的時候，就開始易於發汗。不能馬上大口大口的喝水，感冒的時候，內臟功能減弱，大口大口的喝水，會增加鼻水和痰的量。至發汗為止，有的需要花上二十分鐘才完成，要有耐心。

過了一段時間，全身就會變熱、打呵欠，完成發汗的動作，只要頸部的四周和額頭略有出汗即可，不必流太多汗。這時，要從胸部到腹部，儘量活動，讓大量的空氣吸入身體

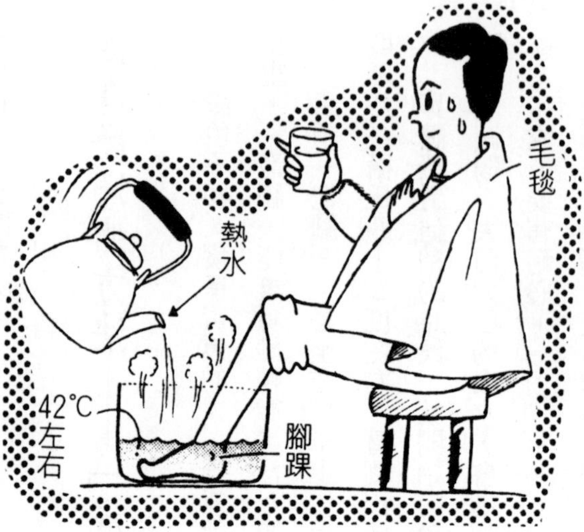

裡。要想治好感冒，需要很多的氧氣。這樣慢慢觀察身體的反應，就能發現很多好處。

如果一直想小便，應該補給維他命養分，利用檸檬和蜂蜜配合，將之飲下。換洗內衣褲後，在溫暖的被窩中多多的休息。

如果有疲倦的感覺，將腳放在桌上，雙手重疊靠在後腦處，您會感覺這個動作好像沒什麼意義，也無意識。其實這也是一種非常完美的「自然治癒力」。平常，只要一分鐘就可以。這個動作是很自然，不用刻意地實行。動作維持五至十分鐘，不要移動，會打呵欠，會突然感覺身體的疲倦度，不知不覺中熟睡。這種動作，能測知自己是否疲倦了，或許您不知道，不過您的身體會自動告訴您。

「將手、腳舉高超過心臟，對於血液循環

有幫助，並可消除疲勞。」

這是由身體得來的知識，維持至身體真的不需要的情況下，才停止這個動作。當天的疲勞，將會完全解除。一般人會勉強自己已經疲倦的身體繼續工作。如果持續下去，未將疲勞有秩序的排出，就是孕育疾病的發生。

若您一下就想放棄時，表示您開始討厭這種姿勢了。只要您意識堅強，告訴自己的身體，身體和思想自成一家，身體會下意識的繼續做這種姿勢。

像這種無意識的治療行動，會給予不正確的評價。人在無意識的情況下，將累積的疲倦度解除，是一個非常有觀念的評價才是。這個治療方法，不用花錢，也沒有害處，不妨試一試。

抬高能治療疾病

「醫師，我左邊的腳趾關節扭傷了，怎麼辦？」A小姐打電話給健康教室的醫師。

「噢！這樣我該怎麼處理才好呢？」

「那麼，明天跳舞的事……，要穿高跟鞋。明天大概可以走路，不過，現在一直腫了起來，甚至有一點痛。」

「這樣子啊！不過是否可以走一小步呢？那大概不是骨折吧！用以前教你的方法，將腳抬高超過心臟的部位，不要亂動。」

「只要抬高就可以嗎？左腳就可以了嗎？」

「嗯！至少要抬高兩個小時左右才行。只要將左腳放在椅子上，然後在腳趾部份冷敷。冰袋或浸濕的毛巾都可以。冷敷後再將腳抬高。最少要二個鐘頭。」

「嗯！我知道了。」

A小姐將腳放在桌上以後，就睡了一整晚。十八個小時，都沒有放下腳來。隔天，她能坐起來，三天以後她也和往常一樣，在健康教室和大家一起練習體操。

不可思議吧！普通成年人如果腳部扭傷，通常要花一年的時間才能痊癒的。只要是手或腳的部份扭傷，將之抬高至心臟以上之部位，就可以治好。

將扭傷的部位抬高時，會有灼熱感和少許的疼痛，但經過一段時間，這些現象將會自然消失。身體也會感覺舒服一點，只要照上述的步驟，就能解決您的煩惱。或找有經驗的醫師也好，自己能儘快治好是最重要的。

不只是扭傷，手指或腳趾受傷也可採同樣的方法。首先將傷口進行消毒，然後止血的處理。再將部位抬高至心臟以上，用身體將受傷或扭傷治療好。只是需要一點時間而已。如果可以騰出一段長時間，更有效果。在還沒有化膿以前，用最快、最有效的方法，將傷口治好。外來的細菌很多，這點也要注意，多用點心吧！

無意識的動作，有不可思議的自然治癒力

消除疲勞、治療疾病、治療傷痛等，這些無意識的動作，最主要的是需要時間反覆練習，就有非常好的效果。而且特別強調絕對沒有任何副作用。

對於化學性合成藥物與自然治癒力的比較。治癒力效果一定是大家所期待的。自然的醫療法，不會有茫然的感覺，因為它是最有效的治療法。

這種自然的治癒力，給每個人身體和心理，最豐富的準備。重視這股力量，剛開始用這種力量，對身體更加了解。讓身體發揮這種自然的力量吧！

人也是生物的一種，又因為人是一種動物，才有活動的能力。但是，要永遠的保持身心健康卻不是一件容易的事，我們擁有生命的力量，在無意識中，將身體最煩惱的疾病排除而治療它。

人有無意識的行為能力，消除疲倦、治療疾病，視各人觀點不同，實行正確醫療的方針。走路回家時，有時會感到很累，只要一到家中，將腳抬高放在桌、椅上，大口的喝一杯水即可。等身心安定下來時，會不由自主的打呵欠，是一種很正確的處方。

只是有些人並不認為這些是非常重要的，將腳抬高到桌上後，一下就放棄了。或者，怕別人用異樣眼光看他，打呵欠打了一半就趕快忍下來。其結果，只是將疲勞的根源殘留在身上而已。這種根源就是另外一種疾病的開始。

盡情的打呵欠，並不是件壞事。讓淚水流下來，反覆幾次之後，精神全來了，即使別人說些無聊的話，都覺得很有趣！不僅是腳部，手部也儘量抬高，結果都將讓身心感到極其舒服。

消除疲勞，或治療病痛，都能在無意識的行動下完成。請信賴自己身體的生命力。

第二章

身體歪斜治療——「彎曲肚臍的科學」

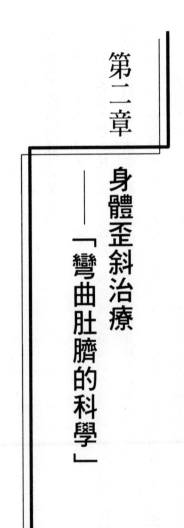

習慣不好引發的疾病

如果有人從您的後方叫您的時候，你會轉右邊或轉左邊去回應對方呢？如果要搬運貨物，您會擺在哪一邊的肩膀上呢？穿褲子，您會先穿左腳或是右腳呢？

還有很多類似的例子。人若要有動作發生，一定按照自己的習慣，使用您的左邊或右邊。這種習慣，在短時間裡是不會有什麼問題產生。如果長時間下來，會產生腰痛、肩膀痛，甚至針對骨骼的習性而言，也會產生影響內臟的種種疾病。

會在完全不知情的情況下產生疾病。我們以肌肉和骨骼的習慣而言，針對身體歪斜的問題，要有更敏感的觀察才是。在這裡，我們做了一個非常有趣的小實驗。到底骨骼和肌肉的歪斜是什麼呢？要怎麼治療呢？又如何才能確認自己是否有歪斜現象呢？

將身體成為仰睡的姿勢，頭部不動的躺著，然後用眼球能看到的最大限度裡，左右的轉動。結果如何呢？左右是否都很自在的轉動呢？這種利用眼球左右轉動的實驗，視個人的習慣而異，一定會有一邊轉動時感到很不習慣。當然如果旁邊有位美女或帥哥，可能就不同了，不過我們現在不談這個。

眼球能靈活自在的轉動，在白眼球部份有六條細微的肌肉連繫著。所以能自在的看東西。如果對某一邊看物覺得很不習慣時，表示這六條肌肉中，有幾條肌肉已經變硬了。

類似這樣的人，如果以仰睡的姿勢時，兩邊的手臂會張開來，兩邊的膝蓋會抬起來，然後左、右的倒下去。那麼必須診療自己腰部是否出問題了。眼睛的肌肉如果有僵硬的現象，一定會影響腰部僵硬的關係。膝蓋倒放下去時也會有右邊或左邊的分別。

如果，以右邊倒放時產生一種不習慣的感覺，請保持右膝倒放的姿勢，再將膝蓋伸直，然後平舉雙腳浮在地面上。腰會感覺痛的人，就要小心了。平舉雙腳浮在地面上，然後馬上將身體放回地上。這樣反覆二至三次，會產生腰的微痛或違和感的現象。

接著，再一次在最大的限度下轉動眼球，感覺如何呢？是否左、右邊都可正常轉動了？有的人會有左右相反的情形，視各人習慣而改變。不可思議吧！是否很有趣？

對於喜歡送秋波的美人，或一下子就會頭昏的人，以及米尼爾氏症的病人，可以用這種技巧治療自己。

身體的肌肉，從頭到腳互相有關連，也在身體的各部位，互相有協調性、連動性、行動性的系統。所以處理眼球的僵硬也和調整腰痛有密切的關係。

醫院裡的醫療，對於肌肉和骨骼歪斜而言，大概是不太有研究。如果去求醫，除非那

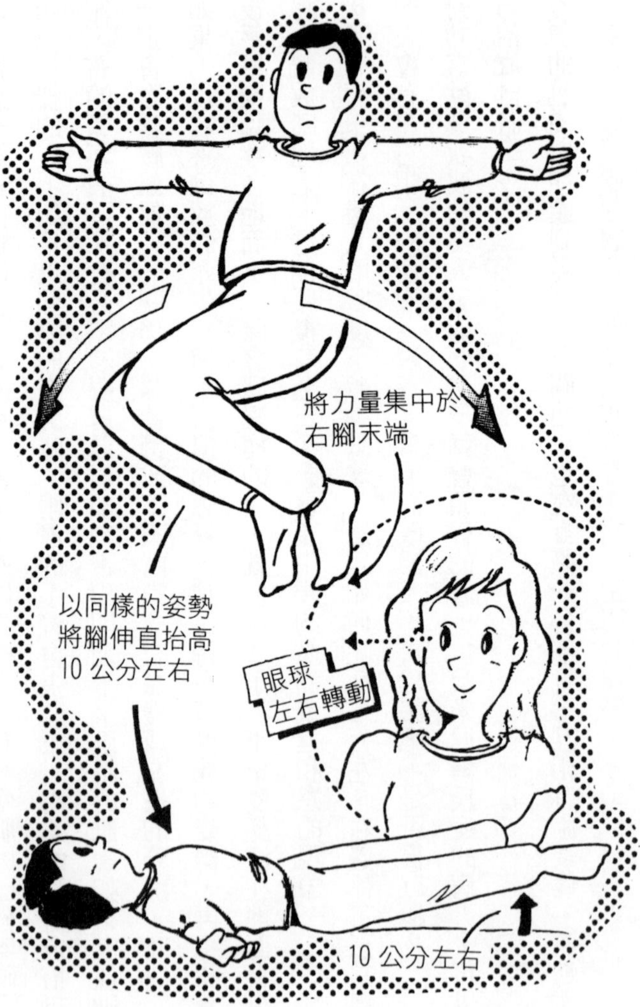
將力量集中於
右腳末端
以同樣的姿勢
將腳伸直抬高
10 公分左右
眼球
左右轉動
10 公分左右

位醫師非常有這方面的經驗，否則根本無從處理病人。骨骼的歪斜是用自己的眼睛所感覺的，所以只有自己才能醫好自己。

運動治療身體歪斜

那麼，如何才能發現自己的身體歪斜呢？要如何治療呢？如果看鏡子就能看得出來，就非常嚴重了。而且讓每個人都看得出來時，那就真的太遲了。

肌肉和骨骼是否有歪斜，動一下就知道了。右和左、上和下，右邊轉轉身、左邊轉轉身等等。慢慢的動動看，就能感覺得到。

其中，還是有人不知道，這種人對於身體較不敏感。這種感覺是肌肉或身體內部裡，深部感覺器的一種報告。這種報告冷靜下來時，身體是否歪斜就很容易確認出來。否則就是身體的「音痴」了。長期運動不足，這種感覺更不容易得到。所以請這些人，趕快爭取空閒做一點運動吧！這樣就能體會到這種感覺了。

當然，要使身體有動作出來，就要運用肌肉。肌肉只會緊縮，是不會變長的。手肘會變寬，並非是上腕的兩個肌肉變長，而是手肘後部的肌肉緊縮的原因。

所以不要太勉強拉肌肉，這是非常痛苦的。伸展體操是運動前後的一種體操。身體狀態不好時，最好不要做。特別是，腰痛或肌肉疼痛時，勉強將自己的身體伸展的話，就像已經老舊的橡皮筋，又勉強的拉扯它一樣，會使症狀更為惡化。

勉強伸展肌肉時，會說「好痛、好痛」對不對。「因為緊縮，所以將肌肉拉開」的話，是很無知的。這種無知的觀念，在整形外科也會用上，所以要小心。

將身體，拉展到某一個疼痛程度後，再從原來的角度轉回去，肌肉所承受的拉展力是一樣的。所以導致不當拉展肌肉而產生的疼痛。所以當您在拉展肌肉時，不妨在某一個不疼痛的程度下，再來回的運動才是正確的，不要太勉強肌肉，否則會很痛苦。

例如，打網球的人，有時感到手肘會疼痛，只要往疼痛的反方重複幾次的擺動，症狀就會減輕。如果能很輕微的擺動，在不勉強的範圍內效果會更好，這需要一點點的經驗。

輕鬆的治療——「操體治療」

以「操體治療」和「操體法」為基本的治療法。切記：不是「體操」治療，而是「操體治療」。身體的組織全部寄附在肌肉和骨骼之中，所以我們先著手治療它們，支援生命的大本營。

所謂操體治療法是，專為肌肉和骨骼為重點的治療法。骨骼的歪斜和肌肉的違和感，對身體而言，是非常敏感的，用這種方法治療非常有效果。使用這種治療法後，生命將可綿延，即使棘手的症狀，都能簡單的治癒。

方法很簡單，將身體四面八方都轉動一下。若有感覺某些部位不太舒服時，重複那個部位做反方向的轉動，就這麼簡單。

身體是非常聰敏的，自己知道哪種方向比較舒服。如果碰到不舒服的方向時，身體會告訴自己「很危險，不要往那方向轉動！」這就會使我們身體感到不舒服的反應。如果有疼痛感，但仍持續的轉動，當然是非常危險的。「用本性來治療」的方針努力，往疼痛的方向轉動是不對的。不管自己的身體反應，盲從的自我思想意識，是不可以的。

先不談對身體感到舒服的方向轉動，當骨骼輕微受到打擊時，自然就會向舒服的方向轉動了。就不會感到不舒服。不可思議的是，身體和心就會安定下來，疼痛就不再發生了。洗澡後，身體是最柔軟的時候，效果最好。然後由身體自己做修復作業。

如果仔細想想的話，我們在夜晚入寢翻身時，偶爾身體會有疼痛，或不舒服的感覺，人類的本性會逃避疼痛，而自動改變睡姿。這個動作是身體本身的自我治療行動。「動一下、停一下，動一下、停一下。」反覆調整身體的姿勢好幾次，才能熟睡。這種自然性行為不要太在意，沒有關係的。

所以，棉被要大一點比較好，如此兩個人就能安穩的睡到天亮了。

「想要長命百歲，要細嚼慢嚥，要一個人獨睡。」

有人用這句話來教訓新婚夫婦。您是否覺得這句話很沒道理，沒為難對方呢？其實，對於那些身體較柔弱的人，說不定是一句金玉良言！

小孩子在白天裡盡情的玩耍，然後很容易的入睡。在夜晚，翻身對於背骨或骨盤歪斜的調整是非常重要的時間。當兩個人一起同眠時，對方打擾到自己，身體不能隨意的翻身，還有……這些都是浪費自己的精力。

歪斜的症狀，如果不調整好，就不能消除疲勞。一天又一天的堆積，成為疲倦的溫床。疾病就接踵而來。

現在有很多因為個人關係，都是兩個人一起睡覺。其實人生中有三分之一在棉被裡渡過。排除萬難也要確保能蓋一床大棉被的場所。棉被是翻身時的運動場，是誰也奪不走的權益。能夠在同樣的地方睡覺，千萬不要忽略它的價值性。就像買了幾千幾百萬的土地，蓋了豪宅，但連最便宜的傢俱都買不起一般。有了白蘭地空酒瓶為裝飾空間的時候，已經

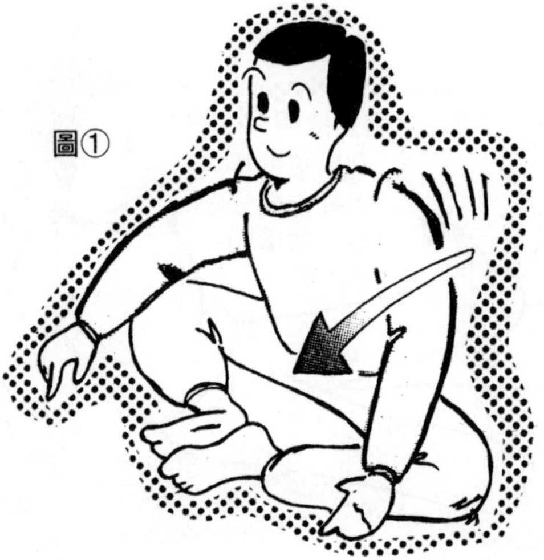

圖①

浪費了人生的三分之一。

另外，將身體的歪斜調整後，再入睡較好。因年紀的增加，像小孩子一樣利用翻身的動作來調整骨骼，是不可能的。其方法，將在下文中介紹給大家，只是用眼睛看看是不行的，請用身體去閱讀它。

由大腿內側的治療法

儲存健康的地方，其中有一個部位是大腿的內側。這是最容易老化的地方。進行老化的過程後，肌肉會萎縮。是最容易產生變化與過於緊張的部位。感冒時喉嚨會痛，寒冷時膝蓋會痛。眉間深鎖，感到很不舒服時……等等。比較不會注意到，這都是大腿內側肌肉過於緊張的關係。要

圖②

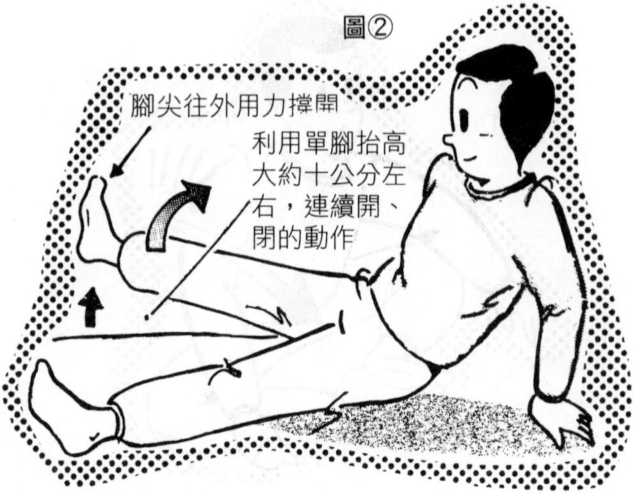
腳尖往外用力撐開
利用單腳抬高大約十公分左右，連續開、閉的動作

將這肌肉緊張的症狀消除。

如圖①的坐姿，膝蓋會向外自動張開，不過會有稍許的疼痛感。這些在前面討論過了。是與身體相反的動作。不要勉強地將肌肉拉開。

接下來，如圖②一樣，右腳張開約十公分左右，連續開、閉的動作。足端為出力點，否則這種動作的目的將會消失。大約做十次的開、閉動作後，足端的力氣可以鬆懈下來，放回地板上。然後在慢慢呼吸的時間裡，再出力將腳抬高，重複三次以後，換左腳，一樣的作法。

這一連串的動作，左、右腳都完成以後，再一次做圖①的姿勢。會發現比以前更容易就將膝蓋張開了。所以，不需要強迫式的將膝蓋往外用力壓。能利用身體原有組織的話，對於會有疼痛感的刺激體操就不需要了。輕鬆的去除身體過於緊張的肌肉。

同時，這個部分如果仍有剩餘力氣時，就更容易擁有健康了。

前傾姿勢的治療法

請參考圖③的動作。將臀部抬高突出來。像「く」字樣的彎曲站立。這種姿勢完全沒有用到腹部的肌肉。如果這個人有腰痛的症狀，其原因是腹部肌肉低下的緣故。內臟因為疲倦，所以會有前傾的姿勢，腰部過於負擔，所以引起腰病。

像這樣的人如圖④，前仰的躺著，雙手舉高。如此的吸、吐氣後，將全身抬高，數到十後，全身著地。不要抬過高，否則對於腰的負擔力會過多。腳端呈內八字的腳型，然後用後腳跟將身體輕輕的抬高少許，如此反覆做三次左右。

接下來，將雙腳打開約五十公分左右，腳尖向外倒壓下去，再將雙腳抬高，深呼吸後，數到十將之放下。腳趾的小指是否緊貼，對於腳部有硬雞眼的人，要多做這個運動，此動作也是重複三次。

就理想性而言，這是非常有效果的，將腹部緊縮，再將腰緊貼於地板上。有少許的難

將手完全舉高
圖④
腳尖呈「內八字」
身體呈「く」字型
圖③
圖⑤
少許抬高
儘量與地板緊貼

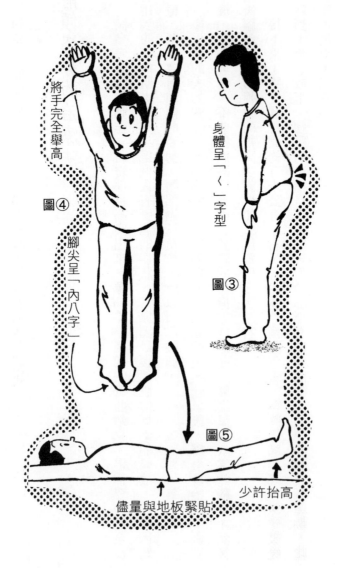

過，不過這樣才有明顯的效果。這種操體法，可調整姿勢的前後平衡。現代，很多人都是坐在辦公室裡工作，所以有很多人都將重心太過前傾。如果這樣的做操體運動，對於精神上的分擔行動，已跨出了第一步。

眼睛長了針眼，眼睛的裡面會感到很重。頭會很重或頭暈的現象，胃腸好像都沒有在運作等不舒服時，就利用前傾的姿勢自我檢查一下。

④⑤的操體法，調整骨骼的方法後，馬上站立起來時，重心會向後面移動。改善前傾姿勢後，剛剛舉例的症狀就會慢慢減少了。

有腰痛的人，要非常的慎重。在這段時間裡，最好不要做這個動作較好。但同樣，將兩邊的膝蓋彎曲，腳底離開地板一點點的運動。強化腹部的肌肉。儘可能維持十秒以上才離開地板。感到腹部肌肉強壯了一點後，再開始做圖④⑤的操體法。這時，腰痛會慢慢消失，不要忘記，要隨深呼吸的配合一起做。

反覆姿勢的治療法

接下來，和前項相反，有的人將腹部突起，走起路來好像很威風的樣子。像這類的人

圖⑥

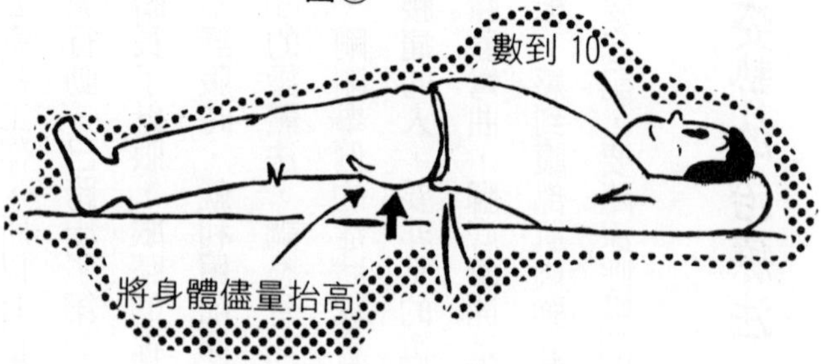

，腹部肌肉和背部肌肉均衡不好，背部肌肉的生活力很弱。使用腹部肌肉來維持姿勢過久，重心就會往後傾倒。對於鞠躬的動作覺得非常困難。將手舉起的打招呼動作，就會將腹部突起，這些並非是一種很威嚴的態度。相反的，使用太多腰部肌肉，而使腰部肌肉變得柔弱。

要多鍛鍊腰部的肌肉，同時改善肌肉的過度緊張。

像圖⑥一樣，仰著躺在地板上，將臀部抬高後數到十為止，再放下身體。腰會痛的人，只要抬得起來就可以了（三次）。

肌力較弱的人，可快速的數到十，比較強壯的人，可慢慢的數到十。肌肉在十秒鐘內連續的動作，是培育更強壯生活力的行為。儘量能持續十秒是最好的。

如果肌力變弱，臀部就不能抬高。像這樣的人，將膝蓋直立，然後利用十秒鐘將臀部抬高。自己的臀部要用自己的力量撐起才對。如果能將膝蓋一點點站立的人，也可培育強壯的腰部肌肉。

這個姿勢，在用力將身體放下來時，改變骨骼成為肚臍下的腹式呼吸，將胸部擴張起來。對於一直利用胸部呼吸的人、肩痛的人，都非常有幫助。這種運動，也可治療有痔瘡的病人。

正常的呼吸方法

呼吸運動是非常重要的，只是，胸椎是呼吸運動的中心節，受到一根根肋骨所限制的一種運動。胸椎組織的連結關係對於關節的動作比較僵硬。尤其是運動不足而使背骨變硬的人，在做深呼吸時，胸椎完全不動。只有肩膀和腹部代替胸椎的活動。

這是一種不正常的呼吸，給胸椎輕微的打擊，一定要有正常的呼吸方法才是正確的。

圖⑦的動作仰傾的躺下。兩手放在頭下、臀部著地，擴胸以後，將背部抬高。如此姿勢，口中數到十為止，用力放下（三次）。

圖⑦

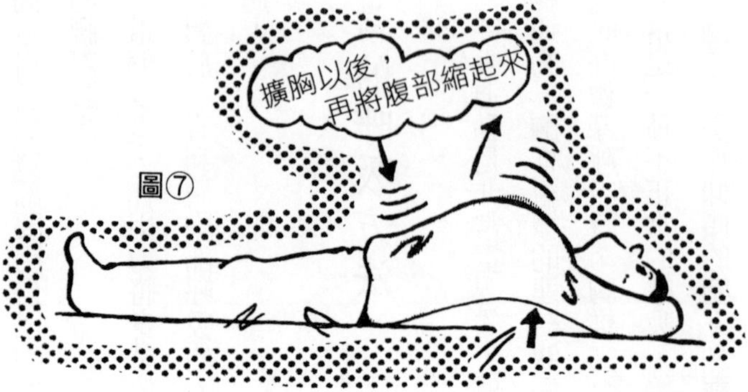

然後再用同樣姿勢，只有將臉朝向右邊，再將背部抬高、放下。三次完成以後，同樣將臉朝向左邊，再將背部抬高、放下（三次）。

經常有偏頭痛或耳鳴的人，或者是頭部、半邊臉部異常的人。將頭朝向有症狀的一邊時，會感到非常的不舒服，請用心並慎重的練習。

對於胸椎的上方有缺陷的人，比較不方便行動時，表示呼吸器或心臟的功能減弱。對於中段部份比較不方便時，表示肝臟、胃、胰臟等器官功能減弱。下段部份比較不方便的人，已經影響到腎臟的功能了。

對於胸椎的調整要時常注意。光靠空氣的呼吸生存外，柔軟的背骨也是很重要的。

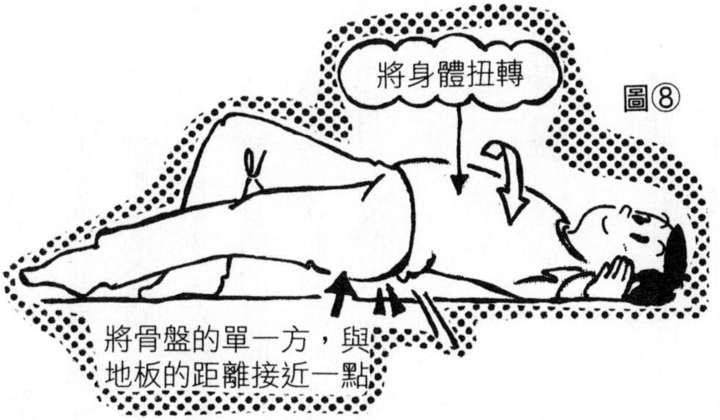
將身體扭轉
圖⑧
將骨盤的單一方，與
地板的距離接近一點

扭轉治療法

將身體做大的扭轉時，可判斷出身體左、右的差別。仔細的觀察，像喉嚨痛或鼻塞也好，都有左、右邊的差別。視力、聽力，也有左、右邊的差別。偏頭痛和五十肩當然也有差別。左、右的差別一定對於扭動的功能有影響。

將身體扭轉，就像我們擰毛巾一樣。身體僵硬時，整個身體會覺得很疲倦，或很餓、很飽等自覺變化產生。總之，身體對於環境的變化有非常敏感的對應能力。

在操體治療中，將身體的彎曲情況改善。首先是容易疲倦。容易疲倦時，無自覺的狀態下，休息就會增加，然後就能將疾病治療好。如果沒有充分的休息，疾病將不易治療。讓我們很成功的改善身體的彎曲吧！

首先，必須將膝蓋彎曲直立後平躺，兩手放於地板上。保持原來的姿勢，將膝蓋左、右的放倒，調整腰的違和感。例如：對膝蓋往右倒會有不舒服的人，將左邊的腳伸直後，將臀部抬高。接下來，左邊的腰部扭轉，用力的把臀部放於地板上。給骨盤輕微的打擊（圖⑧），以矯正身體的彎曲。

然後，再一次將兩膝蓋站立起來，左右的放倒，診視腰的問題。左右的差別有明顯的減輕，也可以相反的做。如有無效用的感覺時，是腰部歪曲的方向相反，只要相反地做就可以。

調整骨盤

當以盤坐為坐姿時，是以左或右邊的臀部倚靠盤坐呢？

其實以身體器官而言，臀部有兩個，而非一個。人的姿勢，視身體的疲倦度，會向左、右較弱的一方傾斜。請試著與圖⑨和圖⑩的姿勢試試看。因人而異，會有一種坐起來感到有點不舒服，但如以臀部的兩方平坐的姿勢，可調整骨盤。

不自然的坐姿時，兩手須支撐著身體，臀部會抬高。以圖⑨的手勢而言，因以左邊的坐骨與地板為定點時，身體會傾斜，如此臀部會自然抬高（圖⑪）。效果非常明顯。

所謂坐骨，是坐的時候與地板接觸的骨盤。這個骨經過長時間的坐壓以後，知覺神經產生鈍感作用，即使將臀部提高，減輕疼痛，也已經傷害到肌肉了。

所以，請輕輕地、一點點地做做看。

給坐骨五至六次輕微的打擊後，可以試驗最初的動作。會感覺到左、右的差別消失了很多。

對於腰痛比較嚴重的人而言，圖⑨、⑩的姿勢中，左右差別很大的時候，表示這個治

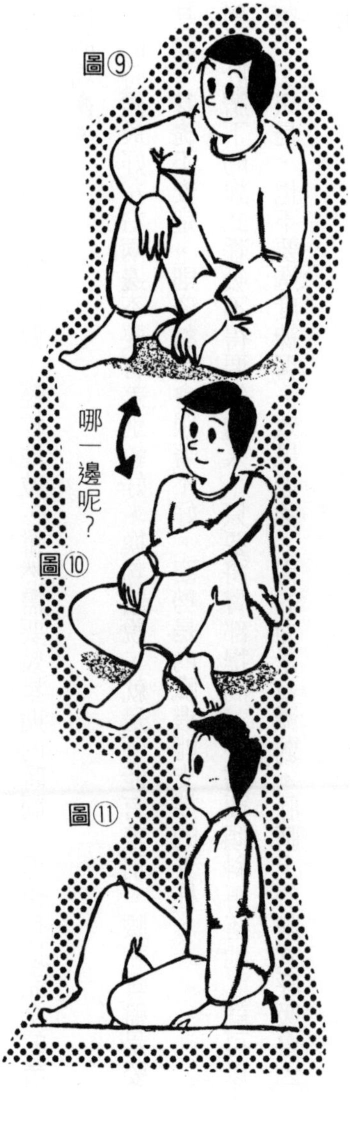

療法有了效果。每天有耐心地做，輕輕地做、雖然需要幾星期的時間，但也可以完全的調整骨骼的均衡。

坐的時候最好左右兩邊不要有差別較好。換句話說，就是不能有差別。腰和骨盤是姿勢的基礎。基礎不安定，則姿勢也會跟著不好。姿勢是內臟機能支撐的支柱。

對於肚臍下的腹式呼吸不得要領的人，只要將臀部提高，不需要傾斜再落地，就可以得心應手。只是，也不要過度練習，效果過強，胃的力量會減弱。肚臍上的腹式呼吸會因而失敗。

對於骨骼衝擊性原則而言，其實不是很好的事，但是，滲入身體這微薄的力量，恢復健康是必要的。請多給予身體輕微並有節奏的衝擊，對身體的健康不再棘手了。

效果高的兩人操體治療法

腹痛的時候，通常會用雙手緊壓疼痛的地方，想藉此減低疼痛的感覺。對於身體向後仰躺，並將腹部突出的人很不雅觀。身體在無意識時，對於疼痛有自衛的能力，因此會有動作發生。換句話說，會逃往安全、不疼痛的地方。所以，這種動作只要反覆的練習，是一種非常優秀的治療法。

為了不傷害自己，會產生身體的自然動力，例如，受驚、感動等類似這方面的問題，我們稱它為操體治療法。在此，特別介紹由兩個人組成的操體治療法。微妙的組合，是一般的醫師或治療師無法完全醫治好的腰痛等，用有趣、輕鬆的方式去治療。除了尊重自己的生命，將身體的疾病排除以外，並請深深的信賴它。

方法很簡單，首先將患者四面八方的試動一下。有疼痛、不能動、感覺不舒服的地方為醫療的目標。知道這個目標以後，用最大的轉動力，做到不能負荷的地方開始。然後相反的往身體最舒服的地方轉動。同時請另一個人幫助對方支援這個運動，就這麼簡單而已。最後利用剩下的力氣，一下子全使出來，然後再脫力，瞬間效果就非常明顯了。沒有疼痛，也不會危險，請安心。這種操體治療法，或許是身心所擁有自然治癒力的支援，是高度技術治療的新領域。

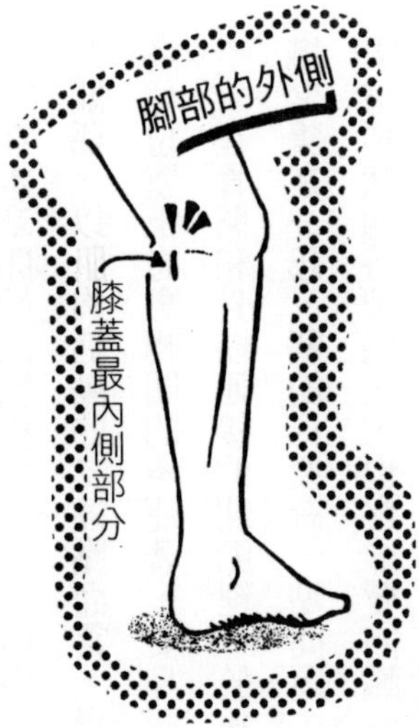

能預測膝蓋內側神經系統的疾病

在本章開始已經提過了，人體中所有的肌肉，都在有連接或分別的狀態下，有著連動的關係。以肌肉活動的支撐點而言，骨骼也好、肌肉也好，都有微妙的關係帶動著，並在各個位置上息息相關的牽連著，使身體能有行動力。

在骨骼和骨骼連接的關節裡，於狹小的部分中，肌肉、腱、神經、血管等其他導管組織聚集在一起。關節只要有一點問題，身體的各個部位就會產生違和感或疼痛的感覺。如果這種狀態持續過久，也會影響內臟的健康。

尤其是在膝蓋的筋，是全身體最容易發現有問題的地方。用手指壓這個筋的部分，如果跳動到會痛的程度時，就表示全體肌肉骨骼系中已經有問題了。

調整腰和骨盤後，這筋的部份就不會痛了。連動系統中臉或內臟等，沒有在一起的器官症狀也能消除。自覺症狀在上半身也好、內臟也好、臉部也好，哪個部份也好，身體就是這樣的組織。

將患者兩方的膝蓋站立起來，然後仰躺。一方將膝蓋裡側大約鉛筆的寬度，肌肉中間的最大空間裡，橫面式的觀察看看。將中指彎曲，輕輕的扳開兩邊的膝蓋，然後用手指試試看，就能觀察到筋的內側。

如果不得要領，對方會痛的跳起來。為了讓這疼痛消失，對於身體的健康調適，是一切疾病的基礎治療。

扭轉治療——操體治療法

身體的扭轉有了問題時，所產生的疾病，如果一一說出來，就會有很多恍然大悟的驚訝。即使聽到耳朵會長雞眼，也要好好的聽一下。

以二人為主的操體治療：

一、患者仰躺全身放鬆，兩手貼在地板上，輕輕的抬高膝蓋。另一人，輕輕的按著患者的膝蓋，左右的擺動它。這時，患者儘可能放鬆自己，讓身體隨意的擺動，自己的腰部也是一樣。左右兩邊哪一邊比較舒服、比較不舒服，或違和感，慢慢地就會感覺到（圖⑫）。

暫時以左邊傾斜時會有違和感而言。

二、在患者感到不舒服的角度裡，將膝蓋放倒，以那個方向為起點，再將膝蓋慢慢的抬起，然後再反方向的將膝蓋傾擺下來。這時幫助的人要輕微的加壓下去（圖⑬）。

重點是，力量先從深呼吸開始，使用全身的背骨，用心地慢慢地抵禦違和感，來做這

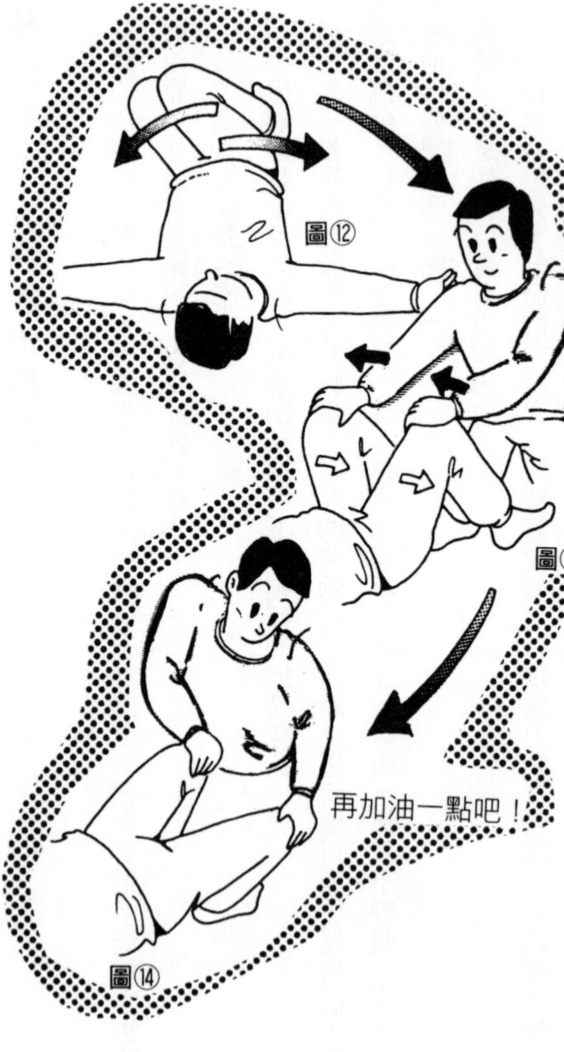
圖⑫
圖⑬
再加油一點吧！
圖⑭

個運動。

三、膝蓋能傾向左邊的地板時，保持三至五秒的時間。指導者，可以慢慢增加壓力。然後瞬間脫離力量（圖⑭）。像這樣幾次的反覆操作後，左右邊的違和感會慢慢減輕時，一切就OK了。

骨骼較柔軟的人，不舒服的感覺會完全消失。對於固定某一邊疼痛的病人，更應該做這個運動。如果能耐心的去實行，一定可以治好骨盤和腰的症狀。前面提到膝蓋的內側會疼痛，這種情形慢慢的會消失。對於嚴重腰痛的患者而言，一天大概要做三次。如此反覆的練習，就能治療。

萬一不能一下子脫力時，效果就不明顯。利用互相的默契配合，是非常重要的。當然，練習是最重要的。牙齒一起互相磨擦也會有不良後果，不過，身體的操體法是絕對沒有不良後果的。當然也節省了十分之一的醫藥費。

良好的骨盤伸縮

腳部能自動伸縮，是很平常的事，但骨盤也可以伸縮，大概是第一次聽到吧！

骨盤位於背骨的最下方仙骨的左右邊，像蝴蝶的翅膀一樣，骨頭互相連在一起。解剖學裡，對於這裡的關節是否真的不動嗎？研究結果，這裡的關節有微妙地在動著。是影響人的身體和心理很大的部位。孕婦的骨盤會慢慢張開，等生產後就會縮回去。

人在煩惱或痛苦的時候都會皺眉頭，或者天氣變化太大的季節，骨盤也會緊縮起來。

這個時候，就要利用骨盤開啟操體治療法來解決了。對於臀部前後肌肉較厚的人而言，骨盤緊縮的傾向比較嚴重。

患者將膝蓋彎曲夾緊以後，仰躺在地板上，將膝蓋緊縮以後擺動，另外一人將患者的膝蓋輕輕的打開，然後慢慢用力，最後突然放鬆力氣（圖⑮）。反覆二至三次即可。

相反的，兩眼不知道為什麼會左右移開，或短暫的虛脫感、不能集中精神等現象，表示骨盤是開著的。

對於完全相反的人，患者將膝蓋打開後，指導者幫助患者把膝蓋閉緊（圖⑯）。輕輕地、慢慢地移動，漸漸加強力氣後，瞬間的放鬆力氣。相同的，對於臀部的肌肉較寬且瘦的人，骨盤有過於張開的傾向。對女性而言，請在生產後，一定要練習這種操體治療法。

欲診斷自己的骨盤到底是過於緊閉，或過於開啟時，是否覺得很困難呢？只是看膝蓋的哪一邊比較疼痛，就可以自我診斷了。現在覺得是不是簡單多了。請自我治療到完全不

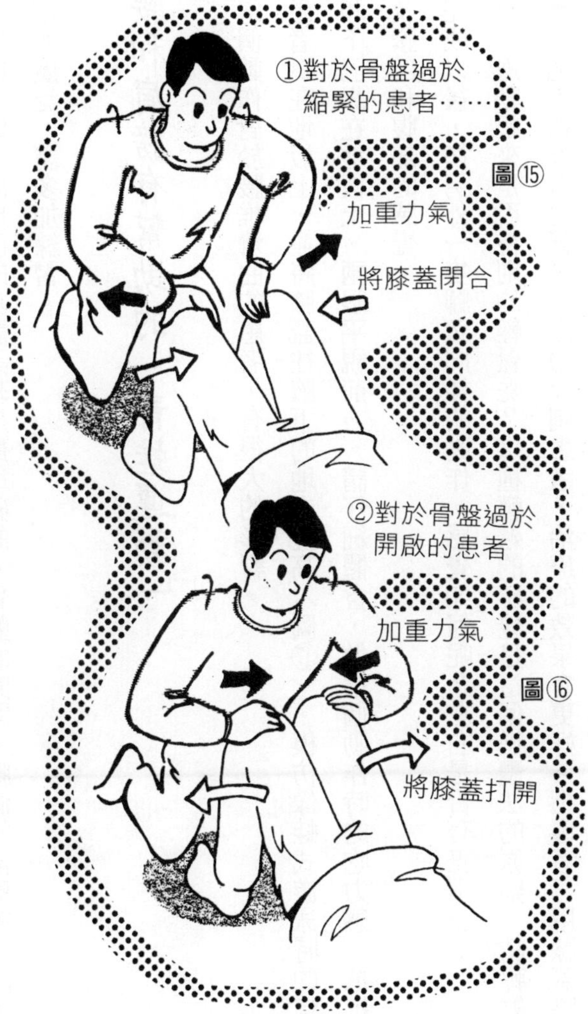
①對於骨盤過於
縮緊的患者……
圖⑮
加重力氣
將膝蓋閉合
②對於骨盤過於
開啟的患者
加重力氣
圖⑯
將膝蓋打開

痛為止。

身體的問題，向自己的身體請教是最準確的。骨盤的開閉、腰痛的治療等，應用的範圍非常的廣泛，請多加練習。

對腰和肩膀有幫助的「青蛙運動」

這個動作對於腰椎彎曲的患者，有很大的影響。

患者趴在地板上，並將膝蓋往腋下的地方拉高（圖⑰）。模仿像蛙式游泳時的樣子，將臉和下巴靠在地板上。兩眼平視前方。請仔細體會，做這個動作時的吃力感、抵抗感等，以及腰部和腹部的感覺。

完成以後，換另外一隻腳做同樣的動作。感覺如何呢？左右是否有差別呢？有一邊動起來是否特別的輕鬆呢？這種輕鬆的感覺是這個操體法的原則。請輕鬆的再反覆幾次吧！指導者可輕輕的出力抵制患者，治療的效果會更好。指導者可用膝蓋將患者的腳底壓住，用膝蓋的力氣慢慢的與患者配合做動作（圖⑱）。

如此輕輕的拉住，再慢慢的將腳抬高，使大腿的角度呈直角的時候，維持三至五秒鐘。然後加重拉力，再突然的放鬆力氣，反覆練習二至三次。

另外，最初我們試驗時，有一隻腳較不能動，那是骨骼異常的反應。那隻腳往相反的方向就會轉好。如果可以比較輕鬆的動了，即表示對身體的治療效果已經有了進步。請正確的按照例圖的動作練習。

首先將能活動的膝蓋盡最大的能力活動為出發點。對方應該用手將患者的腳底壓住。另外的一隻手，抓住腳踝伸長（圖⑲）。超出大腿直角的部份，然後用力壓住，再瞬間的放鬆力氣。反覆二至三次的練習。

請再度試一下最初試驗的感覺，與現在的感覺互相比較。會發現左右已沒有什麼差別了。對於嚴重腰痛的人而言，相信更能輕鬆地練習。當然，對於肩膀活動不靈活的人和有五十肩的人，這個練習就更能得心應手了。對自己呼吸變化有感覺的人，呼吸的運動更能幫助全體背骨的健康。如果能持續的練習，讓身心更有活力。促進氧氣在體內行走的功能。但是對於不能體會的人就不得而知了。是和自己的身體過意不去而已。

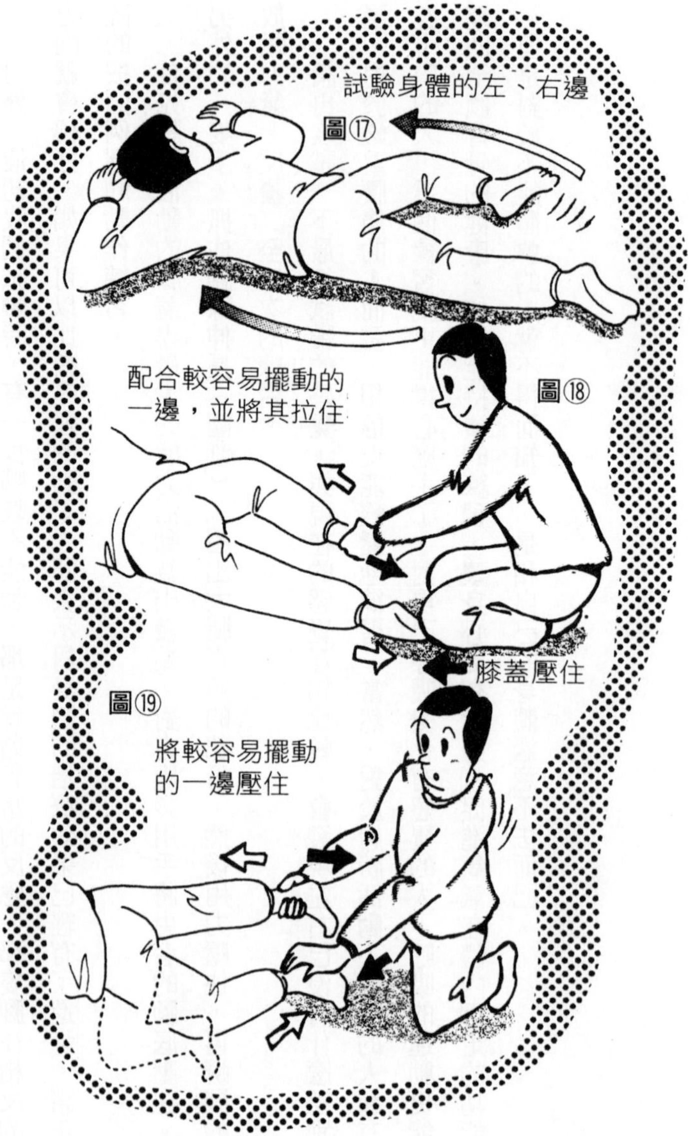
試驗身體的左、右邊
圖⑰
配合較容易擺動的
一邊，並將其拉住
圖⑱
膝蓋壓住
圖⑲
將較容易擺動
的一邊壓住

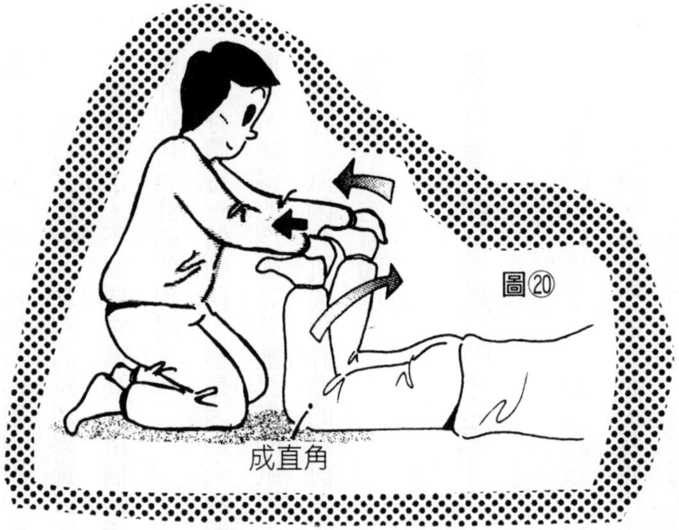

圖⑳

俯臥的運動

身體的轉變，隱藏在身體的每一處裡。對於身體每一部位的測驗後，就能明顯的觀察出來。這種行為也是健康的要素。

患者俯臥於地板上，兩腳的膝蓋成直角的彎曲。指導者將兩腳腳端部份左右的傾倒。患者要放鬆全身的力氣，就能很正確的感覺到腰部的變化。

如果已經知道哪一邊比較不舒服，哪一邊比較舒服後，就按照操體法的原則練習。從最不舒服的方向為開始點，請往後面的方向運動（圖⑳）。指導者可慢慢加重力氣後，瞬間的放鬆力氣。反覆二至三次的練習。

這種轉變運動是從感覺不舒服的一邊開始，

慢慢的加重力氣，再慢慢的勉強股間關節，所以要非常小心。

最初試驗中，左右的差別感覺會完全消失，只要減少一點就ＯＫ了。如果不能減少，也算ＯＫ了。不要要求過高。這個動作是為了探討左右差別的原因，不過我們可以從別的動作裡再更詳細的探討。

身體每一個動作，都是因為全身的肌肉和骨骼共同連動的關係。左右的走路、上下的重量、傾斜的均衡等有數百條的肌肉，都是溶合全身的一體動作。以實際問題而言，身體出問題的原因和肌肉與骨骼的探討，才是最重要的。只要將身體四面八方的活動一下，就能找出其中的原因了。

具有青春氣息的步伐——「腰部步行」

健康的年輕男女，都是抬起腳有精神的走路。即使旁人看起來，都覺得很舒服。走路時，最重要的是將大腿踢出去，才是正確的步伐。

人體設計軀幹的活動，與手腳成為有幅度的動作，所以，以大腿為走路的主導，走路的姿勢就更有美感。

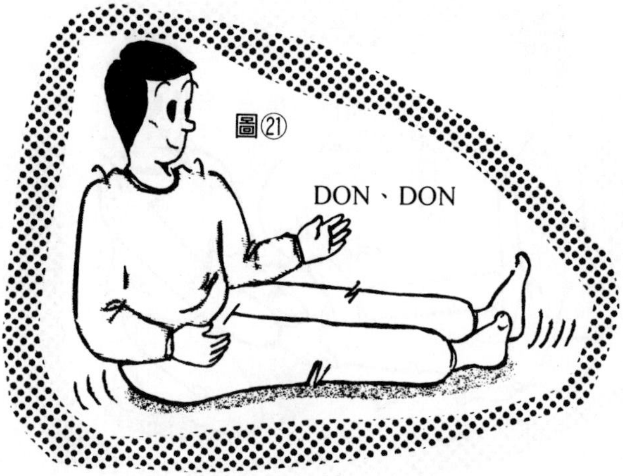

相對的，上了年紀的步伐，大腿踢出去的力氣減弱，只用腳端走路。

如果不常使用大腿，不只腳會瘦弱，因為時常利用腳尖走路，所以小腿肚會變粗。當然，因為年齡的增長，小腿肚也會變瘦。就真的不能步行了。

走路的姿勢，在人體設計中的行動裡，正確的走路姿勢應該是用腰部的力量步行。如圖㉑的姿勢坐在家裡，然後練習前進和後退的動作。

這時候如果將雙眼閉起來，會明顯的感覺到腰部的歪斜。在家裡練習時，如果往右邊方向為直線式前進，而往左邊方向為彎曲前進的人，腰和腹部的肌肉左右不能平衡。必須利用操體法來治療。

首先，利用其中一隻腳來做試驗，並將腳壓住。指導者照圖㉒的動作，將患者比較容易活動的腳，用膝蓋將腳抵住。再將另外一隻腳的小腿肚抓住

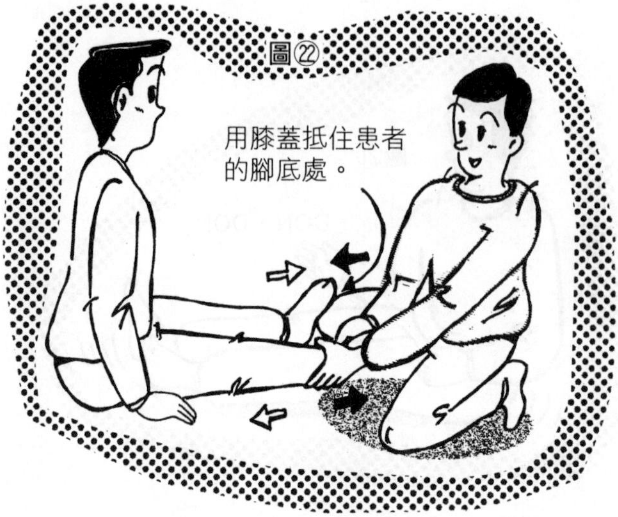

，並拉平。用力拉一下，再瞬間放鬆力氣。

對於關節較柔軟的人，不要過度練習，否則反而會變成彎曲。每天練習一點點就該停止。將本來歪斜的姿勢，徹底的治療好。

幾次的反覆練習以後，再一次用腰部力量練習看看。已經不會有歪斜前進的現象了。

身體有剩餘體力的人，可將兩邊下肢的地方抬高練習。這是恢復正常走路姿勢的第一步驟。只要走路的姿勢優美，那麼命運就因此為您啟開。

左右偏差的操體治療

當您在折疊襯衫和衣服時，有無發覺兩手的長度是否平均呢？

身體嚴重歪斜的人，兩肩不能呈水平狀態，兩

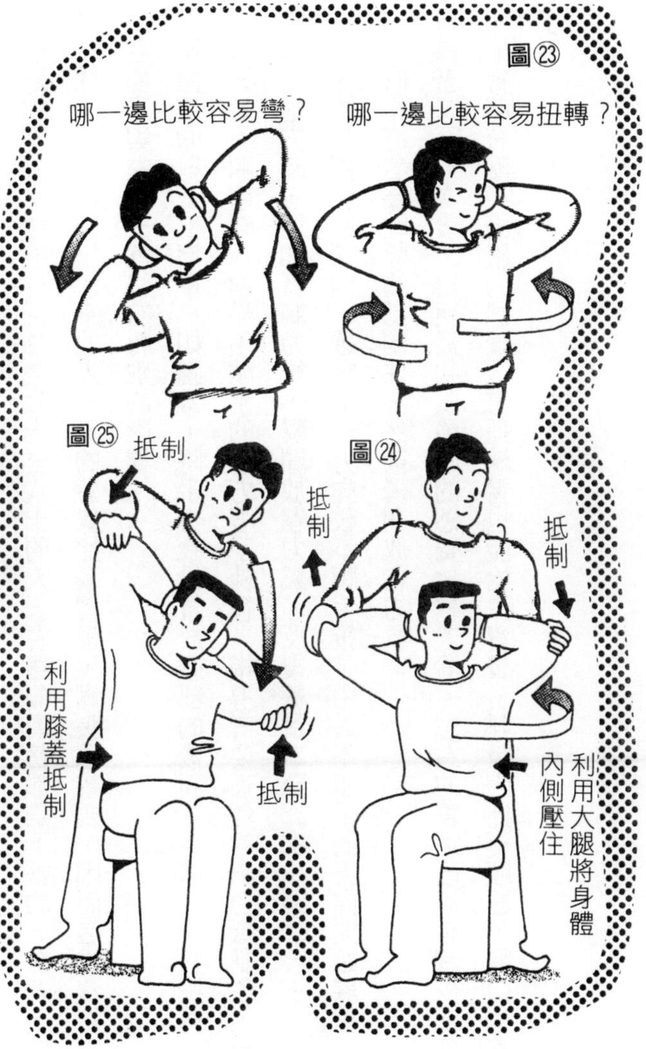
圖㉓
哪一邊比較容易彎？
哪一邊比較容易扭轉？
圖㉕
抵制
抵制
利用膝蓋抵制
抵制
圖㉔
抵制
利用大腿將身體內側壓住

手的長度也不一樣。有一邊肩膀斜落的人，他的背骨也一樣是彎曲的。內臟的功能也明顯的不平均。

不可思議的是，女性中有百分之七十至八十的人，右邊的肩膀都是下垂的，有五十肩的人也是一樣。肩膀不能呈水平的人，胃的感覺比較遲鈍，滿腹感較弱，因而造成食物過量。至於右撇子與左撇子就沒有特別的影響。

練習操體法的對策很簡單。如圖㉓，將手交疊後置於頭部的後面。身體左、右扭轉。確定某一方面較不順手時，由最不順手的地方著手練習。指導者要輕輕的出力抵制住，超過臉部垂直的地方時，增加抵制力後，瞬間放鬆力氣。反覆練習二至三次（圖㉔）。

接下來，將身體左右傾倒。確定某一方向較不順手後，由最不順手的方向開始練習（圖㉕）。這時指導者要輕輕的抵制住，然後瞬間放鬆力氣。

反覆練習二至三次後，再與最初試驗時的感覺比較看看。左右的差別已經有減少就OK了。如果胃部有點不舒服的感覺，這種練習也能治療胃袋。呼吸因此更順暢，胸口也不會鬱悶了。

肩痛和腰痛的運動療法

類似這種操體法是從肌肉和骨骼為出發點，是調整身體和心理的另一種文化。瞭解操體法能幫助強化呼吸機能、強化吸收力、安定精神等，是身體和心理的基礎。在完全體會這個效果的價值觀後，就不會有腰痛和五十肩等運動器官上的疾病了。在這裡我們以五十肩舉例說明。

上了中高年齡時，上肢舉高的動作（呼喊「萬歲」時的姿勢），如背部鎖骨僵硬等，因為肩膀過大，對於動作的舉動較困難，所以稱它為「五十肩」。正式的病名是非細菌性的肩膀周圍關節炎。

人類的身體因為老化而死亡的情形，要抱以樂觀的態度來面對它。如果有樂觀的思想，才會有心的去治療它。

五十肩不只是因為關節的潤滑不夠，全身的骨骼歪斜的原因，也會引發肩膀關節炎。也是潤滑力不夠的原因。上了年紀以後，骨骼的歪斜會愈來愈嚴重。所以，一定要耐心的治療，並且也是要練習操體法的時候了。

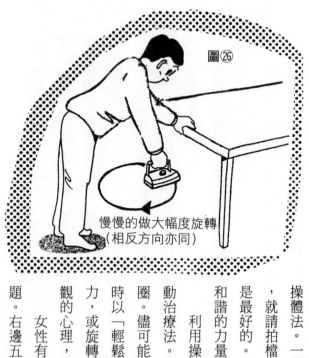

不僅針對肩膀的疼痛，而是對身體全面實行的操體法。一個人獨自就可練習了。如果有拍檔的話，就請拍檔協助練習，利用二人組合練習操體治療是最好的。互相交換操體法的角色，也是強化家庭和諧的力量。

利用操體法調整全身後，開始進行肩關節的運動治療法。像圖㉖的姿勢，手拿熨斗，慢慢的畫圓圈。儘可能將幅度畫大一點，但不能太勉強。治療時以「輕鬆、持久、慢慢來」為原則。如果太過用力，或旋轉太快，反而會惡化。總之，首先要有樂觀的心理，焦慮只會害了自己而已。

女性有百分之七十至八十左右，會在右肩出問題。右邊五十肩的治療效果非常困難。如果是在左肩出問題，即使不加理會，也會自己好轉。男性則比較沒有左右的差別。

不要太勉強疼痛的部位，儘量活動不痛的方向。疼痛是身體警告自己「不行、不行、請停止」的反應。不能不重視身體的反應。而且身體會不斷提醒您，身體是您最偉大的保護者。

另外，對於腰痛的治療，也要每天持續練習這種操體法。習慣以後，自己就能體會到驚人的效果。在這以前是沒有辦法實現的，請利用全套的練習方法來練習。

只要是腰痛非常嚴重的時候，身體就不能行動的患者，就要讓身體保持不動的姿勢，這是最基本的治療法。但是人類也是動物的一種，完全不動也是不對的。像蝦子輕輕的將身體捲縮一樣亦可。只要利用腳趾頭，往內側用力彎曲，持續的出力（圖㉗）。剛開始沒有什麼反應出現，但過一段時間後，腰就能慢慢伸展了。到那時候這個動作就可以停止。

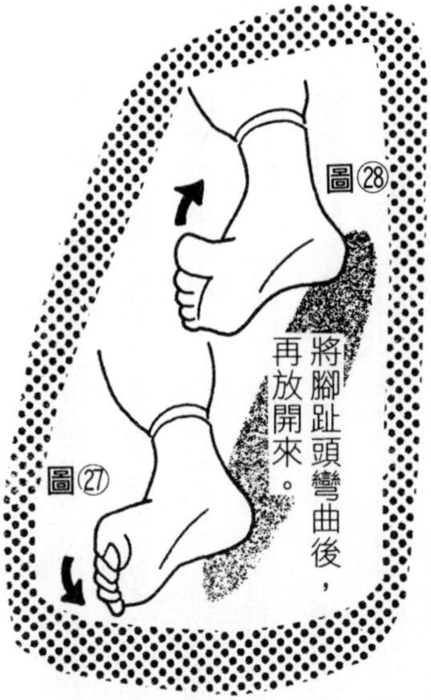

將腳趾頭彎曲後，再放開來。

然後再換另外一隻腳，相反的反覆練習（圖㉘）。

等到腰部能慢慢活動了，就可停止這個動作了。

身體的肌肉，有連動的關係，腳趾頭的運動，間接的連帶著腰的肌肉活動性。輕輕的活動，是使肌肉一致的特性，腰痛就能順手的治療了。持續幾天練習這個運動，並且能做較大幅度活動時，再開始練習操體法。如果要求白天也要練習，那或許不太可能吧！

現代人都有運動不足的現象，肌肉和骨骼比較柔軟或歪斜的現象。這種現象，可利用操體法來治療，但對於手腳浮腫現象而言，用操體法並不是治療的辦法。

對於浮腫的治療方法，在前面已經提過，只要將手腳抬高至心臟的地方就可以，這種姿勢對於治療的效果非常重要，請牢記在心。

當然，利用這種姿勢來做手腳運動，即使在短時間內，效果也是很好，能強化心臟和循環系統。

新的血液

通常在體操教室裡，都是先將手腳抬高的運動開始練習。將手腳抬高後，保持不動的姿勢，馬上會引起血液不足或痙攣、疼痛的現象，很不舒服。只要有耐力，這些就不是大問題了。

如圖㉙將兩腳放在牆壁上，以手掌和腳掌朝上的姿勢躺下。然後將手腳的每一個關節，在自己能力範圍內，將手腳轉動。

喚醒手腳肌肉的健康，使生活力永遠常伴。

但是，如果做這個姿勢時胸口會不舒服，請不要太過勉強自己。對於手腳的毛細血管網裡的血液沒有吸收力量的人，會導致心臟和肺部裡的血液堆積，造成身體的不舒服。

相反的，像這樣的人，是最需要這種運動的，而且要持久的練習。如果胸口覺得很不舒服，請立刻停止，經過兩個小時以後再開始。一日內要反覆幾次的練習，一點點的鍛鍊心臟、循環系統的功能。

手腳的痙攣或疼痛，不要太在意。將手腳放下後，新的血液即會產生，身體很舒服。

從現在開始，有順序的運動股關節的練習吧！

股間的運動

股關節對於疼痛或不舒服的現象較不敏感。這也是非常困擾的事。

即使股關節有不脗合或扭傷的症狀，也不會有疼痛感。所以一定要特別注意。股關節或腰痛，大部份是因為姿勢不良、膝蓋疼痛等隱藏的原因。特別是，女性在坐的時候，這種問題的發生機會非常大。

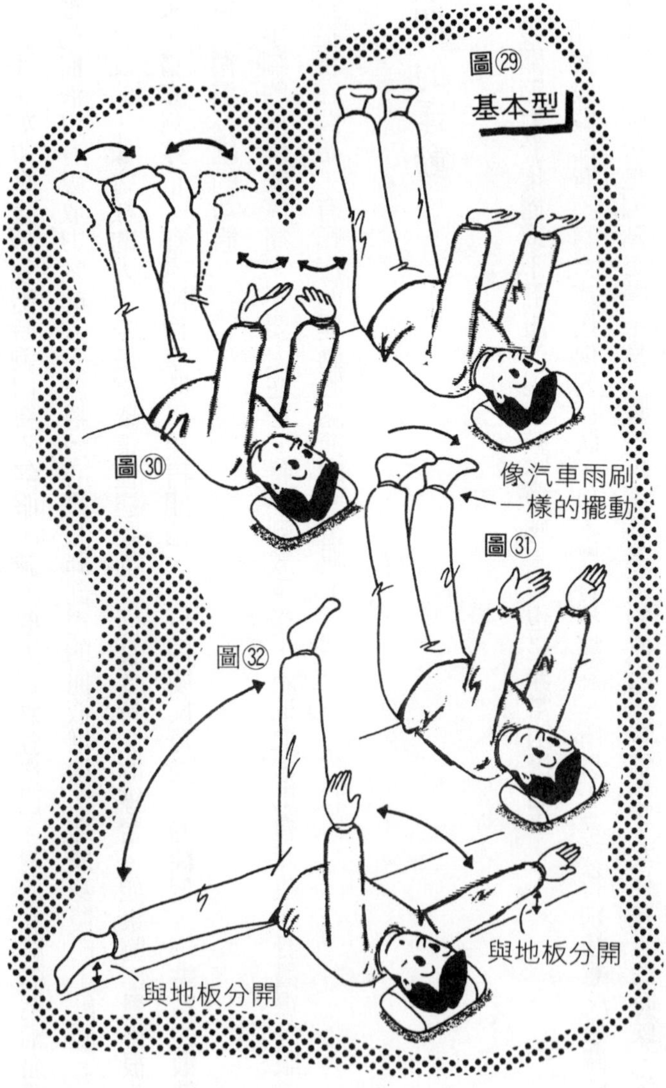
圖㉙
基本型
圖㉚
像汽車雨刷
一樣的擺動
圖㉛
圖㉜
與地板分開
與地板分開

將腳提高，對於股關節的運動有三種：

第一種，將兩邊後腳跟打開大約五十公分，腳尖呈觀音坐像。從關節的彎曲限度起停止的地方開始，將腳用力的打開，用力的合起。十次反覆的練習（圖㉚）。

第二種，像汽車雨刷一樣擺動。這也是從關節的彎曲限度起，再加點力氣的擺動。左右各十次（圖㉛）。

第三種，將大腿部分連續閉合。與地板稍微的分開，用自己腳的重量試試看。右邊連續五次，左邊連續五次。最重要的是，開啟時有產生負擔的感覺時，請慢慢的吸、吐氣。吐氣後使盡的用力是不對的（圖㉜）。

上肢部份，也與地板離開少許距離後慢慢打開。在右腳的時候，與左手互相交叉，如此就能產生平衡作用。

膝蓋關節的運動

膝蓋是現代人聞之而泣的部位。慢性的運動不足和腦部操勞過度，引起下半身的氣血不足。在冷氣房中溫度過冷，自然而然膝蓋就出問題了。在此，我們先從車輪代步的社會

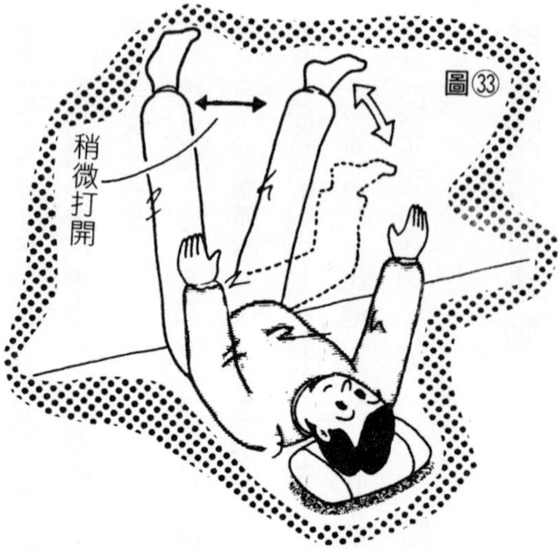

養育的人們，開始探索初老期。到了這個時候，膝蓋的弱體化也是人們最大的問題了。

首先，來強化膝蓋。將後腳跟懸空於牆上做屈伸運動。由膝蓋內側較易變弱的地方開始。像圖㉝一樣的將下肢稍微張開。讓膝蓋的內側有點負擔的感覺做起。做到完全伸直為止，用自己的肌肉力量伸直。並將後腳跟貼在牆上。

屈伸運動要慢慢的做，如果過於激烈，只有一部分的肌肉和神經細胞使用到而已。為了完全的在角度裡，完全的使用肌肉，請慢慢的做這個動作（右邊二十次，左邊二十次）。

膝蓋會痛的人，必須將肌肉力量放低。這個對於強化的作用是很重要的。如果沒有讓膝蓋有壓力的時候，不能隨意走動。其結果是，肌力慢慢減退，陷於惡性循環裡。

為了增加肌力，不要讓膝蓋關節有負擔，例如，游泳等運動，只要將腳抬高的運動即可。腳掌約一公斤的重量程度的訓練，會有驚人的效果。到運動用品店，可以買到非常便宜的用具。以腳部而言，再貴的東西都是一樣的。

另外，在治療膝蓋時，這種姿勢的運動，也可以利用伏臥的姿勢將膝蓋屈伸運動，加強其效果。利用膝蓋的前後兩方鍛鍊會比較好。剛開始時，大約十次的屈伸運動即可，再慢慢的增加次數。

腳掌的運動

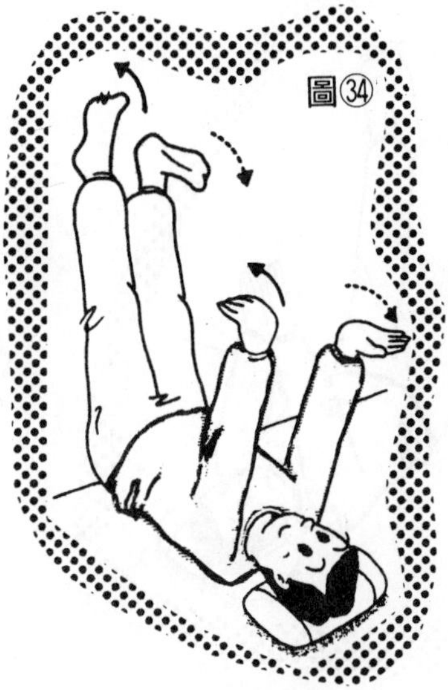
圖㉞

腳掌位於身體的最下部，一直都緊縮在一起。每天都要緊縮在鞋內。

腳掌的周圍和脛骨下方，用手指壓壓看。手指痕有無殘留在上面，如此就知道緊縮的程度。

腳掌的運動，像圖㉞一樣，互相交換的運動。

要停止的時候，要盡量用力擺動，否則不會產生效

圖㉟

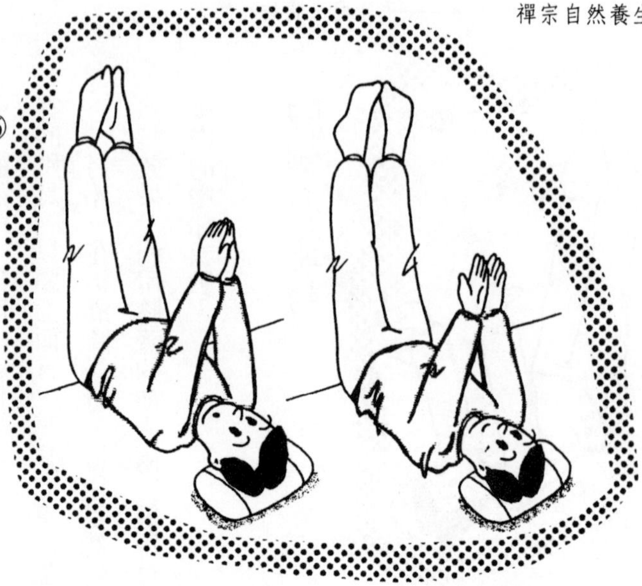

果。特別是相反的動作最為重要。對於胃腸較弱和接近老化的人，相反的動作會刺激肌肉的作用。

走路時也是將腳掌垂下，只要有一點凹凸就覺得要跌倒感覺。像床邊、或者捲成一團的報紙也會使人跌倒。這種腳掌相反的運動中，小腿肚會略感疼痛或違和感。請耐心的做這種運動（左右各做二十次）。

接下來，將手背腳背合起，將腳底合起後，再將手心合起（圖㉟）。這種運動可預防扭傷（十次）。

在這個運動中，對於小腿肚和脛骨的幫助非常大。五年後腳部的老化現象可事先看到。現在是最好的時機了，請立刻開始做這個運動吧！

好幾年前的疾病也好，扭傷也好，這種將腳提高的運動，會把疼痛逼出來。為了治療身體的疾病，讓自己知道身體的哪一種部位是不健康的。如果能將疼痛逼出來，就能成功的將身體治療好，生命力從新開始。一星期大約做二次左右，請持續這種將手、腳提高的運動。在某一段時間後，就會忘記這種違和感了。將身體百分之百的恢復過來。

手腳電動按摩器

像前項說明一樣，將手腳抬高的運動，就能掌握手腳的生命力。並能同時幫助心臟和循環系統的生命力掌握手中。不限制場所、不用機械。但是在僅僅十分鐘內，會得到比預想還大的效果出來。

只是，困難的是，像這種很認真為身體努力的人非常的少。

在眾多的資訊中，每個人尋求自己身體的養生法，努力尋求的人太少了。對自己的身心都太不熱衷了。在心中使用自己的身體，是一種虛無的存在看法。

好吧！說教也是於事無補了。為了照顧這些能在十分鐘內非常努力的人，有一種方法告訴您。就是將手腳抬高，在上面放電動按摩器，就這麼簡單，不用任何的努力。但是非常舒服，在幾分鐘內就能幫助血液循環。

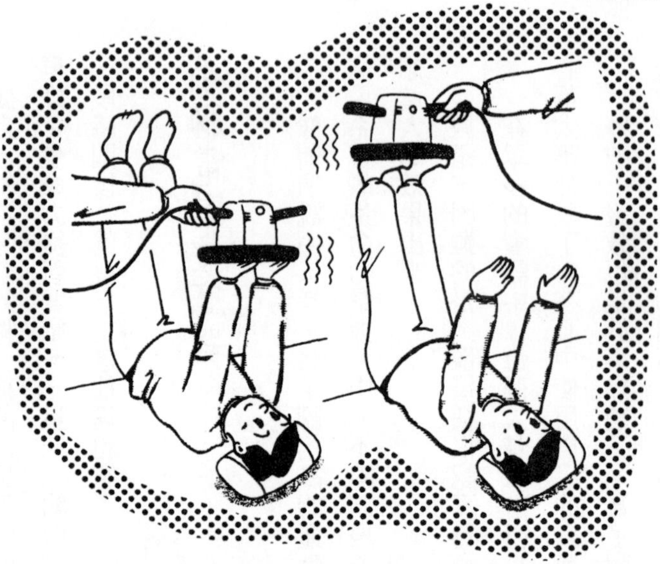

使用電動按摩器振動的方法，是醫學學說中沒有想到的觀念。但是其中，有關血液循環的重要，在醫學界有重大的革新。

所謂血液的循環，首先是心臟。心臟會一陣陣的收縮，這種力量，能將血液輸送到身體的各個地方。每秒鐘有節奏性的拍動著，是精神和生命的依宿。也是臟器中為中心性的器官。

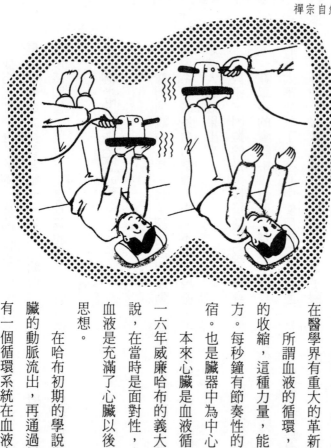

本來心臟是血液循環的源頭，這一學說是一六一六年威廉哈布的義大利生理學者提倡的。這種學說，在當時是面對性，也是革命性的理論，當時，血液是充滿了心臟以後，再一點點的將血液退出的思想。

在哈布初期的學說指出，身體的全部血液從心臟的動脈流出，再通過靜脈，回到心臟。發現絕對有一個循環系統在血液中的學說。但是在當時，還

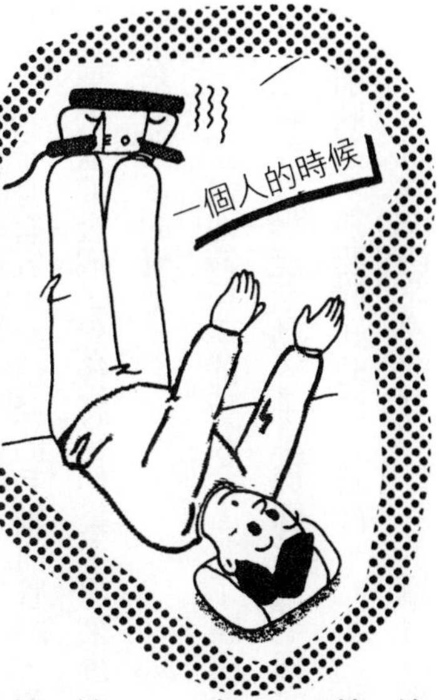

沒有發明顯微鏡，所以，動脈和靜脈結合著毛細血管也不為人知了。

所以，不久的將來，在新的眼光裡，漸漸會對自己的身體慢慢地瞭解。

所謂新眼光，是血液循環的原動力位於四肢末端毛細血管網中活動的新觀念。心臟並不是血液的抽水機，而是血液流向給予節奏性的器官。

從這種想法開始到現在，每一種好的方法都可以掌握住，是疾病治療中的一種展望。

最好不要全部依賴醫院的藥物，難道沒有可代替它的嗎？堅持己見的人，或懷疑為什麼到醫院治療也醫不好的人，應該是要有新眼光的時候了。自己的身體，要有效的醫學來治療才是。

看消防車就知道了，消防抽水機中放水用的水管，只要有薄薄的一塊布就可以。相反的，防火水槽或將池中的水吸起時，旁邊有一條很厚的橡皮捲起來，為了能耐得住抽水機的真空力，其中也有鋼琴線在裡面。

水流得很順時，先將厚的水管抬高至抽水機上，在這前面有連接著很薄的水管。這就是抽水機共通的循環性。人的血液循環也不例外。

再看看人的循環系統，我們將厚的水管比喻為動脈，薄的水管就相當於靜脈了。所以血液很順時，動脈前端好像有個抽水機，這個抽水機的力量，將靜脈的血液壓出來。

如果沒有仔細想，一定會想不通。包括醫生和著作醫學書籍的作者在內，對於世界上與人的信任及懷疑而言，「那真是太奇怪了，那是不對的。」大概會這麼想吧！用自己的頭腦想一想就知道了。

動脈前端的抽水機，只有拓張全身的毛細血管網。

全身有五十一億條的毛細血管網，利用它們包圍著肌肉、皮膚、內臟的腺組織，將需要的血液吸取，然後將它們集中起來後，血液才有開始流動的動作。心臟順著這個流程，給與節奏的幫助。

這是血液循環的新觀念。為了讓血液能加強循環性，不是注射強心劑，而是讓全身的毛細血管網能活動。手掌與腳掌的毛細血管佔全身的七十到八十％的分佈。給與毛細血管網刺激，是要好好的注意施行。

這個方法非常簡單，是將手腳抬高後，再使用電動按摩器。

喚醒手腳筋骨的電動按摩器效果

循環良好時，身體會產生不預期的變化。

首先，會感覺身體的平衡感很好，像手藝或毛筆字這種利用手的細活，能隨心自如，一切都感到很正常。打電腦時手也比較靈活。調節手腳的運動，活動中樞神經，改善身體健康。

消除憂鬱不耐煩的感覺，改變自己的頭腦清醒，增加理解力和記憶力。喚醒胃腸的感覺，減少不必要的便秘煩惱。

這種變化，「啊！真是舒服！」的真實感就能體會到。

循環正常後，手腳當然會變溫熱。對於單純性腱鞘炎的疼痛就會減少。至於主婦濕疹或香港腳也有幫助。這些皮膚病，並非由洗潔劑或白癬菌才能引起，手部的淤血，也是這個潛伏性的根底。

另外，要使腳的血液循環良好，利用這種作用是最具代表性。尿液的增加，大量的飲用生水，就會消除手腳和臉的水腫，過敏性鼻炎、痧氣、抽筋、高血壓、心悸、神經痛等，在漢醫中所謂的水毒症，也能減輕。

「這樣真的有用嗎？」要掌握的處方時，先確認自己的身體。醫學也好，哪一種優勝都不是話題。只要將自己創新，用自己的醫學治療自己，就沒有不好的事了。

長期將腳包裹起來的人，要注意了。

用電動按摩器振動後，將手腳提高。這樣就能減輕身體的症狀。是否有不可思議的感覺。已經把握住身體的真理了，這種舒服的感覺當然會有的。

不要讓心臟過分負擔的程度下，在數分鐘以內，完全的去施行。

肚子餓了再食用

如此去均衡身體左右的調整、血液偏差的調整後，也是間接的調整身心。

健康時有健康的樣子，生病時有生病的樣子。均衡調整後，生病就不是那麼痛苦。

千數百年前，當禪宗還是中國的新宗教時，有位和尚譜了一首非常有趣的歌：

今天的事已經過去了，明天的事明天說。

只要極樂往生就是好，精進功德是年輕人。

肚子餓了就吃個飽，累了就呼呼大睡。

像這種快樂的事，知道的人就知道，不久的將來您也會知道……。

※　　※　　※

怎麼樣，這個和尚很有意思吧！

這位和尚叫做懶瓚禪師，人人都喊他為懶惰和尚。如果您也是這種主義的人，宗教裡也會有您的名字流傳下來。

但是，肚子已經很飽，還想吃東西，睡不著就吃安眠藥，這些都是行不通的。如果身體嚴重的發生問題，對於滿腹感和疲勞感較沒有知覺。甚至連身體不舒服也不知道。

健康的身體，是和身體本來的原始感覺連繫著。肚子餓了吃飯，吃了八分飽就覺得東西有點不好吃，就像快食、快睡、排泄一樣。太過勉強身體也不好。像這位懶惰和尚一樣，佛道的人生陪伴著你快樂的一生吧！

第三章

保護缺氧的身體——呼吸和姿勢

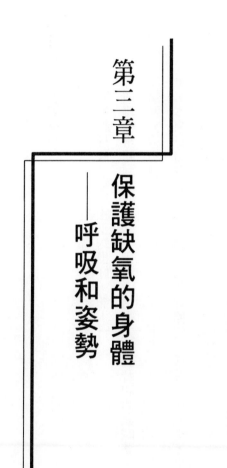

身體缺氧嗎？

「不要晃動身體，端端正正的坐好。啪！」

坐禪道場裡常聽到的一句話。指導者用很大的聲音和力氣喊著。最後「啪！」一聲。木棒的撞擊聲警策的發出聲響，然後往背部打下去。

其實，本來身體會晃動是人類肌肉和骨骼的一種設計，完全不動的坐著是不可能的。修行僧們，大概也會有少許晃動。

修行功力老練的僧侶們，完全不動聲色的靜坐，晃動的幅度非常的微小。振幅微小到看不出他們的身體也有在動。

晃動的動作沒有限度，即使接近零的程度，但只要是人，都會有晃動的行為。

人的身體都會有一點點的晃動。就像玩具的骸骨和吊燈一樣，骨頭和骨頭連接著無數的肌肉，這些無數的肌肉一個個均衡微妙的組合起來，成為人的肌肉骨骼系統。所以，在人的身體裡，代替往下搖晃的前後左右的肌肉，在緊張的均衡下，使身體晃動的坐下、晃動的站立，並出現晃動的行為。

由於微妙的均衡連繫著，對於有問題的身體而言，一定會使姿勢傾斜一邊。每天每天的坐禪，使身體產生疲倦感，人的身體會傾向較柔弱的肌肉。腹部肌肉較弱的人會向前傾，腰部肌肉較弱的人會坐一點點。左半身較弱的人，會向左邊傾斜，右半身較弱的人，會向右邊傾斜。

有的人甚至會歪曲的坐著。這些都是肌肉骨骼系統的問題顯示出來的坐姿。也是一種無意識的身體動作。

這些問題籠罩著身體，在日常生活或許看不出來，但在無意識下就表露無遺了。當身體疲倦時，可將臀部倚靠在桌子時，視各人不同，由臀部的左右倚靠不同來決定。如果有人從後面呼叫你時，一定會向某特定的方向轉過去。這是一種習慣問題，人身體的問題某些是因為身體的習慣造成的。

如果有這種問題的身體時，首先會有腰痛的現象慢慢明顯，在未感到疼痛前，視發生的問題不同，問題也就不同了。

這是因為缺乏氧氣。

人生下來以後，往人生的道路上前進，人類依靠空氣和海的生存，無法想像沒有氧氣的情形。

登上很高的山上時，或有很多煙霧時，或充滿了有毒瓦斯等的情況時，當然缺乏氧氣是個大問題，但是現在我們不討論這個問題。

在空氣中，缺氧對於人的身心都是個重大的問題。

在狹窄的房間中有不舒服的時候。請到較遠的地方，交替一下呼吸，或到寺廟走走，對身體有好處。電話的聲音或小孩的哭聲會造成頭痛，食物也變得無味了。當神經痛得很嚴重時，或身體冷到發麻時。這些都是因為身體缺氧的關係。

只要利用深呼吸的方法就知道了。像上述的症狀，如利用深呼吸的動作，就會消失了。說不定，為了缺氧的原因而想離婚的人，也應該有吧！

這一章完全在談深呼吸對於身體的狀況而發表的書，只要認真的去讀它，對於自己的身體有相當大的幫助。

您一定會認為：「真的是這樣的，原來深呼吸是這麼重要的。從今天開始我要好好的做深呼吸。」如果有此觀念的人，那是錯誤的。

下意識的深呼吸，如果能持續三分鐘是最好的。二十四小時，無意識的呼吸會導致呼吸不足，氧氣也會不足夠。

所以，對身體的一切是要用智慧來應付的。

在想什麼？會想的人

所謂智慧，在世界各地各種的宗教裡，佛教是最強調這一點的。能達到無聲的聯想思維，是人類的真理。靜靜的坐下來，也是人類很重要的一件大事，您知道嗎？對於身體而言，是和智慧完全一樣的。

佛祖在想任何事的時候，一定先將姿勢坐好。像貓一樣背部彎曲的佛祖是不存在的。彎曲的部分是不能讓身體大量的呼吸。如果不能大量的呼吸，首先影響的部位是腦部。腦部缺氧，使機能降低。像貓背一樣的坐禪時，一定會想睡覺。

談到這裡，我們人類是動物界中最聰明的，不良的姿勢和微弱的呼吸，是人類間的大問題。腦大約有一‧四公斤重，水份大約佔八十五%，比血液更濃，我們說腦部，倒不如我們稱它為腦豆腐會更恰當。以一‧四公斤而言，大約是體重的二十%，在腦部消耗的氧氣量，其實是佔全身的四十%，佔了身體的大部分。

腦部需要這些氧氣，所以污濁的空氣，和淺弱的呼吸，一定會降低身體的活力。使全身的血液循環和呼吸運動不夠，身體就會呈半窒息的狀態。當然這時腦仍繼續的在活動著。

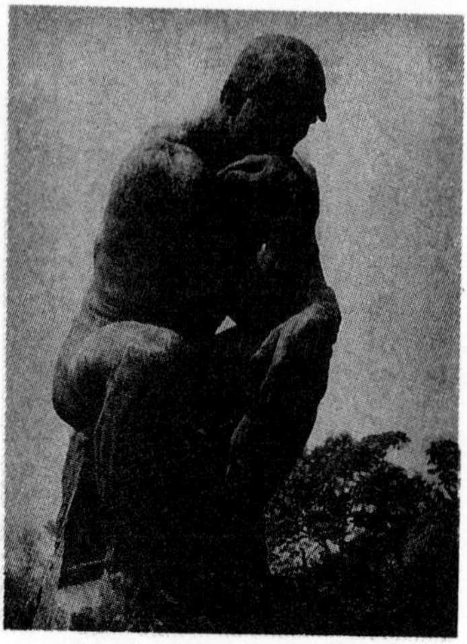

請看看上面的照片。是法國非常有名的雕刻家羅達的「沈思者」。但是，如果人像這樣的姿勢，不只困擾自己的思緒外，也不能有多餘的思想。利用「沈思者」，來考慮可以思考的事吧！

在這尊雕刻裡，上體向前傾斜，壓迫著肚子。不能讓肚子做大量的呼吸。而且左邊的膝蓋上放在右手的手肘，使身體軀幹呈扭轉，胸口緊閉，妨害了胸部的呼吸運動。所以，像這種姿勢，是不可能做深呼吸的。當然，血液中也自然會缺氧了。對於腦部必須四十％氧氣而言，實在是太少了。

對於不能完全燃燒和缺氧的腦，用再多時間來思考問題，也是沒用的，也就是說不能表現智慧。

增加氧氣

身體如果持續缺氧的現象，就會慢慢的發熱。

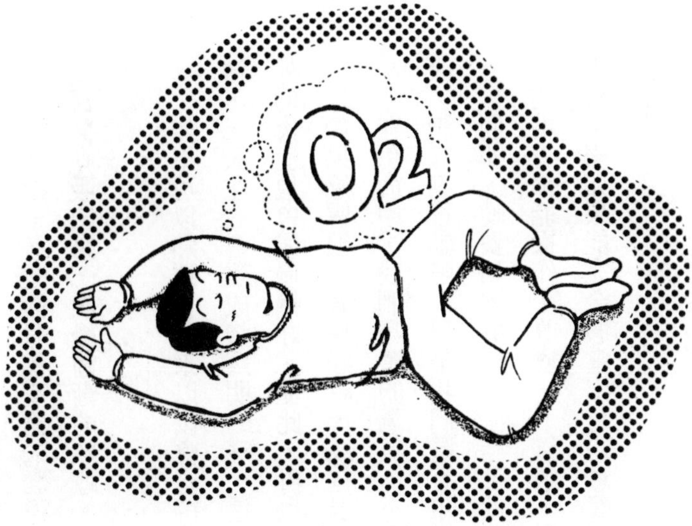

如果以此症狀來說，缺氧會使體溫下降，新陳代謝停頓蓄積老廢物為了排洩老廢物的蓄積，就會發熱和深呼吸，如此的順序。

所以，如果連續幾天有缺氧和體溫降低時，視發熱和深呼吸的不同，就要注意了。例如，持續十天的缺氧時，就會致導三十七度的發燒症狀。持續一個月的缺氧狀態，就會發燒到三十八度，這時需要很多的氧氣。

一天份的缺氧，會發燒至三十六度左右，體溫的調節中樞神經的精度降低，或一天分的缺氧程度時，會導致發燒和不能深深地呼吸。

如果是下意識的激烈呼吸時，身體會慢慢的發熱，所以不能長期的去操作。因為呼吸是由自律神經支配著，不能用下意識性來操作。要引導深的呼吸出來，如要使體溫保持正常，有其他的方法可以使用。

其中之一，是讓骨骼正常的誘導方法。請見九十一頁圖。這種姿勢，可讓身體慢慢產生深的呼吸出來，然後漸漸的熟睡。手腳的內側受到張性刺激後，可幫助大的呼吸和深的呼吸。

如果可以熟睡，醒來以後會覺得非常舒服。像支氣管炎或喉頭炎間的痰，也會慢慢好轉，三天左右會變成淺透明的痰，這也是炎症治療的證明。同時也會慢慢退燒。呼吸器以外的炎症也會慢慢轉好。從此，再也不需要解熱劑或抗生素了。

如果感冒很不容易好時，或在很疲倦時的呼吸，也都能治癒。

在生命中，我們身體的氧氣，不但沒有副作用，也是最好的解熱劑，為了能深深的呼吸，請立刻行動吧！只是我們還不知道，不會去利用而已。

例如，晚餐和沐浴時，在無意識下，也是對氧氣的一種最有用的處方。假日裡，在任何的地方都能操作，改變一下氣氛，對於缺氧的身體，在無意識的時候，好好的利用它吧！接下來如果能完全體會出它的意義時，也是對於缺氧的一大處方，請慢慢的體會其重要性吧！

有無呼吸不正常現象

呼吸間隔如果又長又深，會使身體的腹部和胸部產生很大的上下喘動，吐出來的氣也會很長，吸氣時很短的人，對身體的健康有非常大的影響，所以要注意呼吸的動作。

所謂呼吸運動，是從肚臍的下方開始到心窩的部分，然後從胸部擴開，像一個大波浪般的擴張胸腹部。另外，這種動作，很像毛毛蟲一樣的蠕動，也是動物共通的呼吸運動姿勢。更像是嬰兒一般在很安詳的睡覺的呼吸。

相反的，身體不健康的人，只有胸部在運作，完全沒有動到腹部，或者只動到腹部，胸部完全沒有用到。這點，呼吸的動作變小，導致身體間接缺氧。

所以，請開始調配您的呼吸吧！

先將腹部縮小，然後鼓起胸部的呼吸，可以嗎？接下來，將肚臍以下的部份縮小，將肚臍以上的腹部鼓起後呼吸。完成了以後，只將肚臍以上的部份鼓起，然後呼吸。上腹部保持緊縮，不要動到胸部。

這三種的呼吸運動，可以分開來動作的人，身體會變得比較柔軟也會變得比較正常。

如果不可以完成的人，在動作時，呼吸反而變小的人，並非完全吸進空氣，而是慢性的缺氧的反應。

人在無意識時，也要在一天內吸吐氣一萬次以上，這已經在作呼吸運動了。當這種狀態開始有不知覺的改變時，已慢慢地得到缺氧的症狀了。醫生對於這個事實也不甚瞭解。新聞、電視，甚至一般人也不知道。只是認為胸部只要能動作就是所謂的呼吸。

從現在開始，我們稱肚臍以下的腹式呼吸為「下焦呼吸」，肚臍以上的腹式呼吸稱「中焦呼吸」，胸部呼吸為「上焦呼吸」。

在這章裡，希望讀者能記住這些名詞。這三種呼吸是治病的三大重點。只是將空氣吸進身體內而導致生病，實在是很不值得。

三焦的呼吸分配

我們合稱上焦、中焦、下焦為三焦。

我想這句話，大概都沒聽過吧！也聽不習慣，這是中醫的用語。並不是指用手術刀將臟器取出的意思。但也和呼吸有關，成為身心操作的重點。對於討厭進醫院的人而言，要多瞭解才是最急切的事。

請看九十六頁的圖，這是一個人體，由現代精緻的解剖圖來看，是不可能的事，很有趣吧！這張畫的左邊，可看出上焦、中焦、下焦的字體來。

所謂三焦是指身體能量分配的三個中心點。呼吸偏差在某一部位裡，生命也會漸漸的偏差。開始會出現疹氣和胃弱的症狀，是慢性病的症狀。

如果是這樣，就不是實體了，是生命重要的運作中，相關的機會產生偏差，也是現代的西醫最頭痛的事情。所以，對於現代醫學盲從的人，是永遠無法理解的。

上焦是呼吸器分析頭腦的動作，中焦是消化吸收作用和幫助胰臟的動作，下焦為排泄與生殖機能，另外，使頭腦有共感之基本的運作都有著牽連。

所以，一直使用上焦呼吸的人，下焦臟器的精力未能到達，導致便秘或膝蓋軟弱的現象。一直使用下焦呼吸的人，因為上焦的氣不足，而產生肺或支氣管的疾病。中焦呼吸的人，胃腸不能感應，會有過量食用的現象。

在各位的家庭記帳本內，「這個月多支出了教育費用，要減少飲食的費用」等，按照分配支出。但是有錢的人，就不必考慮這一點。所以浪費健康的人，對於能量的分配沒有考慮的必要。在又吃又喝的情況下，讓身體分期的消耗掉。

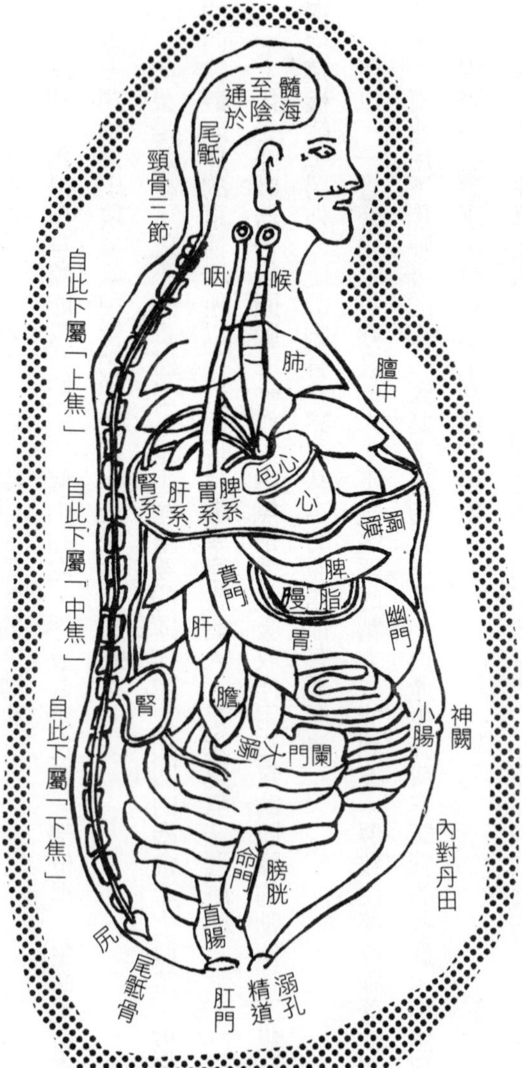
髓海至陰通於尾骶
頸骨三節
自此下屬「上焦」
咽
喉
肺
膻中
心包
心
腎系
肝系
胃系
脾系
膈膜
自此下屬「中焦」
賁門
脾
脂
幔
肝
胃
幽門
腎
膽
小腸
神闕
闌門
大腸
自此下屬「下焦」
內對丹田
命門
膀胱
直腸
尻
尾骶骨
肛門
精道
溺孔

但是對於不健康的人而言，因為呼吸的上、中、下的變化，在微妙的生命中，很能分配自己，為了生存，是要付出一些代價的。要操縱不健康的身體是很困難的。

便秘引起的上焦呼吸問題

「在監考官的前面，臉會漲紅，心臟跳個不停，什麼問題也回答不出來。」

上焦呼吸在極端的狀態時，心情緊張，使血液、呼吸，偏向上半身。試驗前請預先做立禪的動作（參照十九頁）。將重心和血液往下擺，在很安全的狀態下試驗。

是否還未能完全確認呢？在上焦呼吸裡，血壓升高，在下焦呼吸裡，血壓降低。人體是非常複雜的，每個人也不一定完全相同。骨骼較柔軟的人，上焦呼吸如果有變化，會影響血壓的升高。

呼吸在上焦的部分固定時，血壓也會固定升高。是標準本態性的高血壓症。所以，高血壓的人，一定要練習下焦呼吸的動作。

原本，呼吸在大幅度的彎曲，像毛毛蟲一樣，在全身的呼吸運動裡，只會在上半身的部位產生。身體中的五個腰椎和十二個胸椎，共計十七個背骨當中，上半部分較容易產生動作，下半部分較不易產生動作。呼吸的動作會往比較容易活動的上半部分流去。

像這樣的人，胸部較厚、血色不好，排泄機能停留，當然會引起便秘、腎機能的衰退等原因，或風濕痛等的症狀出現。

另外，一天一萬次的呼吸運動，完全由胸部和肩膀一起產生，所以導致肩膀或肌肉的過度疲勞，產生僵硬狀態。這種變硬現象，壓迫著血管或太陽穴，使靜脈浮出。

因偏向上半身的呼吸，而引起下半身的問題，要像四十九頁或五十七頁等的動作，除去身體的彎曲。最後再練習第四十二頁的動作，就可以了。這一連續的動作，才是腹部呼吸的開始。身體的感受變得很好的人，首先會覺得腳部慢慢的暖和起來，也會覺得肩膀的硬度變得較柔軟。這種正常的階段往上升之後，腳部會覺得很輕鬆，也一定會覺得血氣往下半身順暢的感覺。

另外，要讓頭部不要有任何拘束，在睡不著的時候，使用這種呼吸運動。在使頭部堆積的血液不要惡化時，我們的腦部，也是不要任何的負擔。

過於勞累引起的中焦呼吸問題

所謂中焦的呼吸，是以肚臍的上面為中心的呼吸運動，中焦的器官為主的動作。中焦器官的胃、肝臟、胰臟等消化吸收的重要器官集中在一起，以這種呼吸對於身體而言，較有實際性的健康產生。

請看一〇〇頁圖，中焦呼吸的人，比較接近平均型的呼吸。為了使胸腹部的中間能夠活動，上下也會同時活動起來，而產生平衡的作用。

人的呼吸原來是使用胸部最上面至腰部最下面的十七個背骨。但是，對於固定使用胸椎活動的人而言，胸窩較不易活動，呼吸時使用較容易活動的腹部。使椎骨因為運動不足而變硬，所以活動時很不靈活。

這也是一種惡性循環，如果像這樣持續好幾年後，這樣的人因為身體的習慣，一定會產生成人病的症狀。

中焦呼吸的人，對於背骨中間的椎骨活動會很柔軟，而且因為呼吸連帶刺激到消化器，幫助消化器的活動，並能正常吸收，就沒有什麼問題了。只是，面臨初老期，任由體力暴飲暴食，持久後，呼吸器或排泄器沒有多餘的力量，而慢慢的孕成疾病的因素。

另外，對於不能使用中焦呼吸的人而言，活動中的上焦呼吸開始靜止，不能將呼吸移至下焦呼吸的地方，而產生過度疲勞的現象。在夜晚時，因上焦呼吸往下移動，因而造成

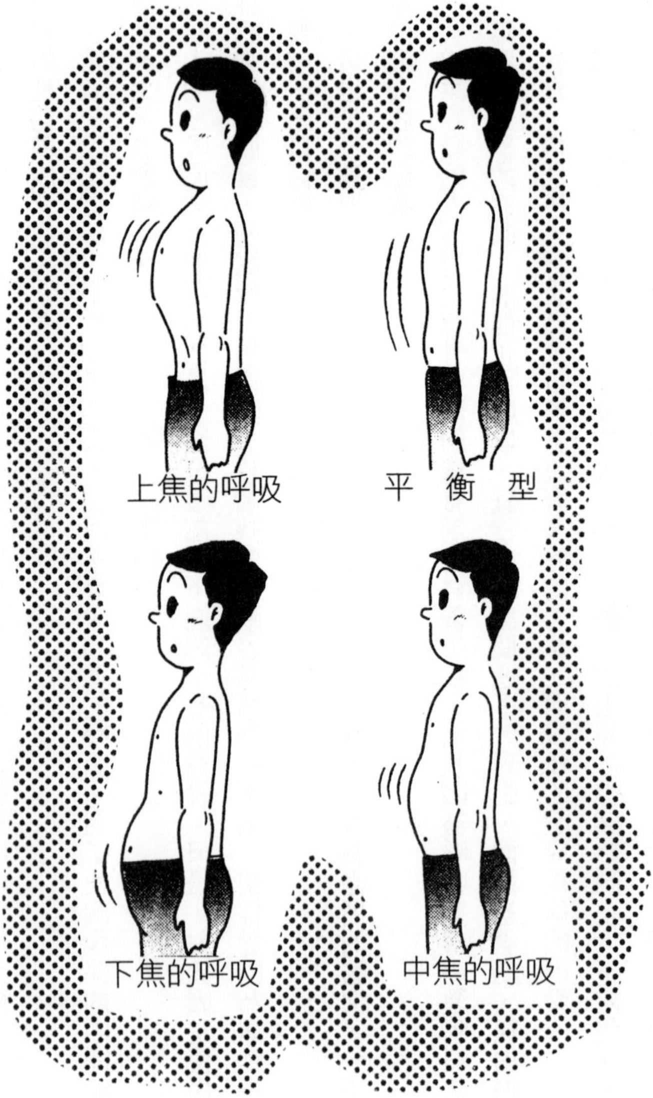
上焦的呼吸
平 衡 型
下焦的呼吸
中焦的呼吸

失眠。

過於勞累引起的下焦呼吸問題

記不記得彌勒佛鼓大的腹部呢？那是因為習慣用肚子的腹部呼吸。下半較熱，像沸騰一樣。

在坐禪時就能體會到，在腹部的呼吸中，沒有煩惱和妄想的情形，特別是肚臍下的下焦呼吸到腹部的呼吸往下降時，上半身的力量會消失，腦部也呈現休息的狀態。像身體不舒服、易怒、後悔等，坐禪時，都會慢慢的轉好，這是下焦呼吸的好處。

這種呼吸，充實下半身的血氣，但使上半身的血氣欠缺。對於支氣管或喉嚨較弱的人、過敏性鼻炎的人、胃弱的人等調整，大多數利用這種呼吸。

感冒的初期症狀，大部份是將呼吸太過往下降，感冒藥有將呼吸往上提的作用。假如可在骨骼的操作中，將呼吸往上提時，在可能的情況下，就不需要多餘的感冒藥了。

容易感染感冒的話，感冒藥是可以治好的，不過像過敏性鼻炎等慢性症狀，利用骨骼的操作將呼吸往上提，會更有效用的。

像這種呼吸的人，參照一〇〇頁的圖就會了解，使用安定好的體型，有點像水壺一樣下部較大，靜靜的坐下來不要動。上焦呼吸的人，肩膀的部份會像水壺一樣鼓起，和不安定、隨時要倒下來的樣子。

人類不會像水壺一樣容易倒下，換句話說，在活動身體時，已經在製造身體的平衡感了，也是主要的活動性。在精神的活動裡，也可以在身體內表現的出來。

在人的生活中，白天使用上焦呼吸，夜晚以下焦呼吸而休息，形成一種自然的狀態。只是骨骼因為固定而變得較硬時，這種改變較不容易完全發揮，下焦的病症就是由此而引起的。

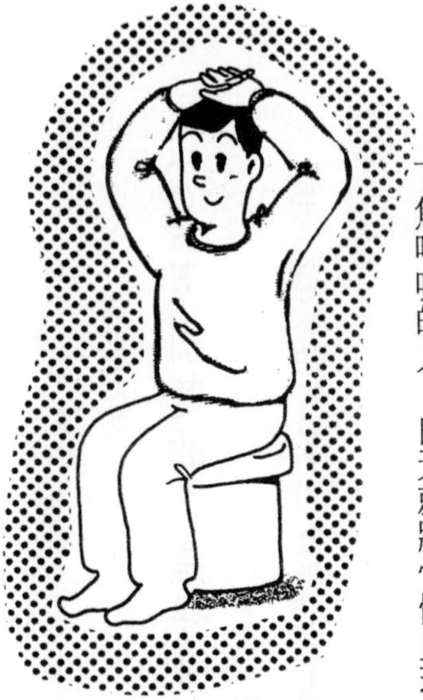

下焦呼吸的人，白天就將骨骼呈現安定和休息的體型，且不容易集中工作的效率。白天已經較弱了，到了夜晚就整個表露出來，也是這種人的特徵。接下來的方法，將背骨的上半部分改變為柔軟，將呼吸往上提起。

首先，將兩手擺在頭上，這樣就可以了。

下焦呼吸的人，不用過幾分鐘，只要將手擺下來都會感到困難。但是請再忍耐一下。因人而異，肩膀也會慢慢的疼痛，要忍耐一下。為了改變與生俱來的身體習慣，是一件非常不容易的事，所以一定要忍耐。

漸漸的忍耐過一段時間後，再觀察自己的身體。經過一段時間就會覺得很輕鬆。身體因為將雙手往上擺，而改變骨骼的體態。大約五分鐘左右，這種呼吸和骨骼就起了變化，曾經有人維持過二十分鐘。要改變已經固定的骨骼，是需要一段時間的。

感覺輕鬆一點後，再觀察自己的身體。從胸部開始到胸部的上面為止，能完全的做很大的活動，也可以大口大口地深呼吸。到現在為止，頭部感到很重的感覺，一下就會消失了。在這種單純的動作裡，如再有顆熱誠的心，就可將支氣管炎、痧氣、胃弱、低血壓的慢性病治療好。

除了「哪有那麼簡單啊！」的想法之外，首先將自己的身體試驗一下就知道了。

重視打呵欠

所謂打呵欠，是因為缺乏伸展而產生出來的，使身體有很深長的呼吸作用。

打呵欠，不只是因為想睡覺或工作很累才有的動作。因身體的一部分感覺刺激了伸展，手或腳像針一樣給與刺激，就會打呵欠。

到底什麼是打呵欠呢？

請比較打呵欠前後的呼吸，打完呵欠後，呼吸會變深。從腹部的下方開始至胸部的上方為止，全部都在活動的反應下呼吸，而且很大，使身心感到很清靜。

打呵欠前的呼吸較淺且細，因為身體缺氧的關係。如果身體缺氧時，身體自然就自己設計深的呼吸動作。為什麼會這樣呢？在這裡我們就可以看出健康和不健康的差別了。首先，要自己親身去體驗，自己觀察自己的呼吸。

有陣痛、胃腸不舒服或全身都不舒服時，胸部好像被緊緊的擰在一起的感覺。在狹小的房間裡感到很難過，會想到比較寬廣的地方，或者覺得頭腦的反應很遲鈍，也不能思考事情的時候。

有上述這種感覺時，呼吸都會停留在很淺的部位。視上焦、中焦、下焦的習慣不同，對自己的背骨和腰骨時常保持較柔軟性的活動，將身體重新的整頓一次。

健全的心，要在打完呵欠後的健全身體才能停留。

在此我們討論一種既簡單、效果又高的解除「將來的五種憂鬱」呼吸方法。

「將來的五種憂鬱」是後期性的一種隱憂。或與「啊！今天也做了好多事，不好好飲一杯，好像快撐不住了」是一樣的意思。

中午，父親就很努力的工作著，雖然有很多未付的分期付款，但他說：「分期付款，只要努力的做事，一下子就可以解決的。」很樂觀的告訴自己。下午五點該是下班的時候，就看不出早上的那股毅力了，大概是工作太累了吧！

「這次的工作，看起來好像不是很順利，還有那麼多的分期付款未付，該怎麼辦才好呢？」

雖然是同樣的一件事，但是因為想法不同，意思就完全不同了，沒有看見彩虹，只看到黑暗的一面。在佛教中，稱它為「三界唯心造」。在迷惘的世界中，只有將自己的心連繫著，應該要有樂觀的心情。

只是想要將迷惘的心拉出去，事實上，對於氧氣不足的事，自己卻完全不知。

像這樣陷入「將來的五種憂鬱」裡，請一次的將這種現象完全的吐出來。然後再耐住性來練習。不要很急的一次完成它，要有耐心，在數秒鐘內吸一口很大很大的空氣，像這樣反覆的幾次。

您的身體是不是在胸部和腹部裡引進了很多的空氣了？接下來再深深的呼吸一下，就會有打呵欠的現象。很充分的將空氣吸進以後，會覺得某些地方有不一樣的感覺。剛剛黑暗的思想會離您而去。那麼再想想分期付款的事，是否還在煩惱呢？是否看到美麗的彩虹呢？剛才的黑暗就像夢一樣的，完全的消失了。

人的心，也是如此。這種呼吸方法，對於初老期或老年期而言，非常的有效。在駕駛中打瞌睡的人也很適當。對腦部的活動也有幫助，對於學生，更是助益良多。

如果強忍著呼吸，血中的二氧化碳會增加，刺激延髓的呼吸中樞，就會顯示出吐出的呼吸現象。如果有深的呼吸現象，腦細胞才能正常運作，消除您的憂鬱。

深呼吸是非常重要的，反覆練習深的呼吸動作，不僅能提高智慧，對於生物的反應也會有所改變。既然深呼吸如此重要，那麼，在缺乏氧氣時候，就會使身體產生危機了。生命中有危機感時，那就真的不行了。這是渴望的原理。

暢通上焦和下焦呼吸系統——溫冷浴

知道了深的呼吸方法後，還有一種方法就是溫冷浴。

身體在浴缸中，全身充分的感到溫熱後，再沖冷水。然後再進入浴缸。身體泡溫後，再沖冷水。浴缸、冷水、浴缸、冷水，反覆的幾次，最後在冷水中結束。

在夏天裡這是非常好的。在冬天裡就比較困難了，沒關係，也有別的方法。這種熱冷浴，最少也要有五次以上的反覆使用。剛開始的幾次內，從微溫的熱水開始，然後慢慢的進入冷水中。如果這樣，就比較不會感到冷水冰涼的感覺。

如果連這樣都不行的人，表示已經得到缺氧的重症了。即使在溫水中，身體也不容易溫熱。如果增加熱度，只會使身體更痛苦而已。身體的中心不容易產生溫度，就像前面提到的「將來的五種憂鬱」一樣，使呼吸產生困難。

在幾次的反覆練習後，首先會打呵欠，那就表示成功了。儘量的把呵欠打出來。身體是否漸漸變溫，這就是所謂的熱冷浴。

如果沒有熱水淋浴設備的人，請將冷水和熱水各一半的混在一起，在洗水檯上調好溫水，一點點的從肩膀或脖子開始淋下來。

熱冷浴的目的，不是將身體的中心冷卻，但是長時間的沖泡冷水卻是必要的。

像這種程度的在洗水檯一次也好，對於身體的影響力非常大，也會改變上焦呼吸，一盆的水就非常足夠了。身體往熱水中浸入時，主要是使下焦的呼吸休息。淋冷水是針對上焦呼吸。這種熱冷浴，是從休息到刺激，再從刺激到休息的強化急端的變化。這種方法也能提高身體的柔軟程度。

如身體不夠柔軟，在澆水的瞬間可以感到冷水的冰涼感覺。在熱水中的上焦呼吸裡，即使是冷水也感覺不到冰涼的感覺。其實冷水的涼度，並非是水的溫度在涼，而是因為身體變柔軟了。

如果反覆的幾次熱冷浴後，絕對不會覺得冷水很冰。如果到了這種程度時，就會感覺可以做很深的呼吸了。在深的呼吸中，如充分的供給氧氣，在冷水中也不會覺得很冷。

當可以做很深的呼吸時，這種熱冷浴就可以暫停了。

另外，對於心臟不好或年紀很大的人，必須要從溫水開始做起。不要用逞強或意氣用事的力量來練習。對於上了年紀的人而言，用很冰涼的水來練習，是不必要的。只在溫水中練習就可以。

將手抬高也是健康的根本

在看祭神時的舞蹈，看的人只是看到表面而已，並沒有看到舞者身體的內部機能，在恍惚中他們已經通往神的世界裡舞蹈了。好像沒有舞蹈是一種損失的感覺。

祭神時舞蹈中的熱氣和恍惚感，是一種具有神秘的一面。

在世界各地的祭神舞蹈中，大部分都是將兩手舉高的動作。將手舉高有其箇中精華。在職業棒球中也好、打出全壘打以後，很高興的舉高手叫好，熱鬧非凡。

高興、快樂的時候，兩手都會自然的舉起。在悲傷的時候，一定不會將手舉高的。相反的，持續的將手舉高，是心裡快活的自然反應。

身體和心裡，在一個生命中的裡外，在看不見的心裡如果有某些意識，由身體去配合著操作之反射動作。將手抬高時，可以讓身體確認自己的上焦呼吸，能讓自己更能瞭解自己的身體了。

「唉唉！將手舉高起來好累哦！」如果有此觀念，就會失敗，要有希望，為明天的成功努力做。

在祭神舞中的另一個重點是中腰。將腰往下擺兩邊的膝蓋張開的姿勢，使大腿有很大的負擔。在舞蹈過程中，將體重落在某一隻腳上，然後熱情的舞蹈著，對於腳部而言，給予極大的負擔。

加重腳的負擔時，兩手會自然抬高，所以對於心臟的循環系統有全面性的操作作用。表演者心跳也會上升到每分鐘一百二十下左右。對於熟練者而言，更可能，上升到每分鐘一百八十下。這是人運動能力的極限之最接近脈搏數。當然呼吸也相同的變大。

對於沒有機會參加祭神舞的人而言，也可以將兩手舉高以後慢跑。不過會比普通的慢跑辛苦一點。如果真的很辛苦，可以將手擺在頭上亦可。

呼吸調整以後，再恢復將兩手舉高的慢跑方式。每一週需要一次到二次，來追趕身體的辛苦感覺。特別是，生活在都市的人，更是必要的。身體缺氧的初期，要特別加強做深度大的呼吸，這是維持生命的基力。

第四章 關懷身心的健康

享受其中的一切

現代化的時代裡，在我們的周圍裡，物產過多，再高級的物品，只要有點陳舊就丟棄了。

垃圾容不下狹小的國土，往國外搬運丟棄之。本來夏天涼爽，冬天溫暖的結果，取代成為冷暖氣機和排氣瓦斯，然後升到天上，將大氣污染和地球的溫暖化改變，生物也面臨絕種。我們製造的垃圾，甚至危害到自己子孫的健康危機，充滿在我們的地球上。天國，也因為排氣瓦斯的影響即將變成地獄了。

追求物資的享受，慢慢的升級，我們還存著「這是什麼東西的心」，完全的拋棄掉。我們要明白，我們周圍的物質和朋友，以及創造性的時間都是我們的幸福。要更重視它們，也是我們現代強烈的要求，除了會說以外，還要有具體性的表現，方算更加完美。

「心的時代」等的標題，在偉大的佛界中，都起不了作用的。

在佛教的公式見解中，所謂的心，是不可捉摸的，常言道：「心不可得」。在心的喜、怒、哀、樂裡，不必要太在意它，這就是智慧。

不要再錯了，在別人的喜、怒、哀、樂也是同樣道理，也要像自己的喜、怒、哀、樂一樣不要太在意。

有很多人說：「我，不是性情中人，這種事我不會。」那是當然的。因為您不是性情中人，所以您不會。只是您的身體是性情中人，所以你會。

像之前談過的，將身體的彎斜取出，實現深度大的呼吸後，喜怒哀樂會在這種情形下消失。

這種事實，如果沒有確認自己的身體，怎麼樣都沒有實在的感覺。喜怒哀樂能在操體法中體會得到。將自己易怒的心情完全排除掉。在未習慣時，要有耐性，您會覺得突然沒有吵架的對手，會欺侮自己的人也不見了的真實感。

像這種實驗反覆的練習以後，在我們的生活中，一直以自己的不安而生存的心情，就會豁然開朗了。操體法之後，剩餘的只有疲倦。在不正常的身體裡，是會產生疲勞的。

在快樂和高興時，這種感覺會自然消失，在心情不好易怒時，是非常重要的寶物。

心理的喜怒哀樂，會與身體中的病症和缺氧同時產生。症狀和缺氧消除的同時，心裡也會消除。在一般情形下，是不會瞭解的。如果自己有多餘的心力，再由身體的控制下排除掉。

柔軟身心

身體的歪斜問題，是生活習慣引起，也是過度疲勞引起的，使用身體成為不正常的原因造成的。如果使身體柔軟度夠的情況下活動，可以分解疲勞，問題就不會產生。為什麼在玩樂時就不會累的原因，也是解放身體和心情的原因。在心的世界裡，要保持柔軟的現象。

可將頭和胸部往前伸展到地板上的人，一定會有人說：「哇，身體好柔軟噢！真羨慕。」像這種柔軟的程度，只要有柔軟度就可以完成，其實，在身心方面還有更重要，而且更切實的柔軟附在我們的身體。

這種動作，雖然從外面看不到，但從身體的裡面有如激烈的柔軟度存在。春天的感應使心跳加快，看悲劇時心底的抽搐，或眼淚從身體裡頭流出來。到展望台看風景時，手腳的血會流動。或者一邊說話，一邊舞動手腳等，食物吃到八分飽時，會覺得東西不好吃等等。

像這種身體裡面較柔弱的人，對於針灸治療也會有反應。只要針輕輕的刺激一下，身體有症狀的不均衡現象，就可瞭解。身體會告訴你「不能只治療這邊的疼痛，那邊也要注意喔！」只要刺入一點點，身體就會發出信號來。身體較柔弱的人，馬上就能感到針的刺激。促進阻塞的血液，均衡身體的健康。橫躺在床上，不要移動身體，也不要東張西望。使身體中能以靜態式的活動，來克服病症的發生。

另一方面，利用針灸來刺激變硬的身體，也是一種很好治療法。

這種從身體裡的活動加以變化後，使身體變為柔軟是最切實性的。柔軟的身體，能適應各種季節的改變，在沒有病症的情況下，度過每個季節。製造人間關係的感性世界。也是生命的一種證實。

基本的動作「腳的大拇趾，手的小指」

前面提過，身體的柔軟度，在表面是看不出來的。只是我們人類的眼光是很銳利的，身體的柔軟度可從姿勢或某一些行為，用肉眼分辨出來。身體不夠軟柔，用我們的心，在某一方面是可以感受到。

人在身體的活動中，不論工作或運動也好，都必須以「腳的大拇趾和手的小指」為焦點，如果沒有的話，人的活動就會不夠柔軟和靈活，也會失去重心。不僅不能順心的工作，而且動作也不夠柔美。就如走路而言，以大拇趾的內側走路時，同時也牽動了內臟的活動。如果身體柔軟度不夠，當你在紙上畫一條直線時，那條直線一定不能很正確的畫出。外科醫生，有時也會誤將鄰近的血管切除。

主婦在做家事時，都是以「腳的大拇趾和手的小指」為活動的大原則，從切菜到洗菜為止，才會有「美」的感覺。也讓別人看出她很能幹的樣子。

相撲選手、土木工人、畫家等，也都是一樣的例子。

在平時，我們在步行和手上拿東西時，姿勢就在不知不覺中視各人的習慣不同而調整，但是重心原則都是一樣的。否則什麼動作，都不能順心的完成。

這種副產品，就是自己身體「美」的一種表現。同樣的道理，在田裡工作的人，如果沒有鐮刀，也不能工作。以真、善、美為目標，用「腳的大拇趾和手的小指」來完成這個使命吧！

例如：在爬山的時候，山谷和山谷之間有吊橋懸吊著，如果在渡過吊橋時，我們的身體重心，會自然的放在大拇趾的內側。為了不要失去身體的均衡度，要特別注重「腳的大

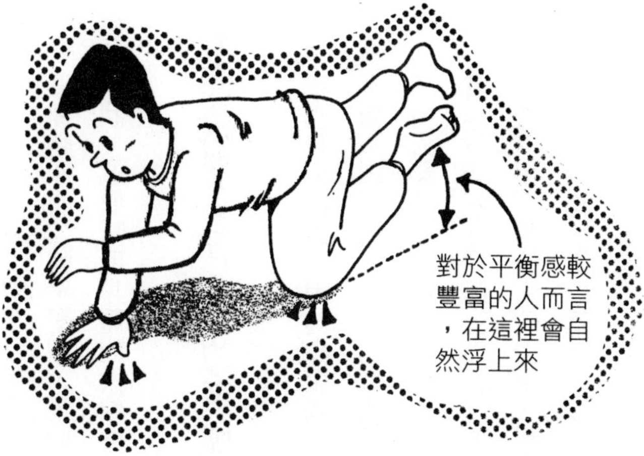
對於平衡感較
豐富的人而言
，在這裡會自
然浮上來

拇趾和手的小指」的利用。如果用腳的小拇趾為重心，渡橋的時候，我想很容易就會掉到橋下的。

在渡橋時，不僅要集中精神，也要去除雜念，而且要保持身體平衡，巧妙的使用全身的肌肉，才能順利渡過。

當精神集中時，身體下肢的內側有連動的作用。這種現象，相信很多人還不知道，其實這是很重要的。

當我們集中精神地工作或讀書時，就會消耗大拇指連接下肢的內側肌肉力量。所以，如果這個部分的力量較弱，精神就不可能集中，甚至會產生很多雜念。

時常的鍛鍊「腳的大拇趾和手的小指」，增加平衡機能和集中力與持續力。

這種方法，最適合在凹凸不平的山路行走。最好在頭上擺放東西，利用平衡性來行走更有效果。另外，像前一一七頁圖所示範的也可以。將右手的手掌和左腳的膝蓋擺在地板上，利用這種不平衡的動作維持一分鐘。

這種動作能加強平衡感，幫助精神力和集中力的增加。慢慢的也能改善腰痛和肩膀酸痛的症狀。進而幫助身體的柔軟度。

有無浪費自己的力氣呢？

我們時常聽到「因為身體過重，而不能做體操」的話。如果這句話用在牛和馬的身上，倒是蠻有道理的。但是對於人類而言，實在是太荒唐了。

只有人類才能以自己的重量，而做相反或輕微改變的動物。

就以貨物扛在肩膀上而言，如果將貨物扛放在右肩上，身體就會自然的往左邊傾過去。如果能善用平衡能力的力量，根本不需要使用肌肉的力量，就能將貨物抬起。只利用身體左傾的力量和平衡感就能輕鬆的抬起。

如果擺在牛或馬的身上，牠們只能用身體支撐的力量，才能將貨物抬起。所以人類是不需要力量就能站立起來，也不需要力量就能活動的唯一動物。

如果以不安定的步伐行走時，就以自己的重量而言，人類自主性的利用柔軟度高和均衡的行為走動。所以除了靠肌肉的感覺器官外，也要靠高度的腦力來活動。不要浪費太多口氣，以自己的身體來行動。

我們身體的肌肉，是出力的一種機械，所以千萬不要忽略自己的肌肉和其他器官的健康。

「跳躍運動」可使自己更加健美

要使身體利用柔軟度來活動，或由大動作轉變為小動作時，如果在夠很輕鬆的情況下運用的話，是最好的。

只是單純的這樣說法，或許讓你沒有真實感吧！接下來，為大家介紹一種新體態的跳躍動作，可以讓您體會自己的身體變輕的事實。

其中之一，像圖①一般，將兩腳抬高，並將膝蓋彎曲抬起。只將臀部放在地板上，利用臀部來平衡自己的身體。

慢慢的吐氣，一邊將肩垂下，接著用肩膀的力氣提起兩手後再吸氣。像這樣急遽的幾

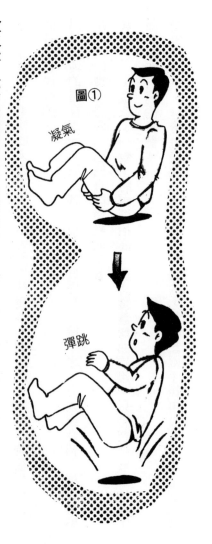

次之後，你會發現臀部可以彈起來，這就是利用臀部來跳躍的運動了。

至於臀部不能離開地板的人而言，在身體的某一部份還留有力氣。在我的體操教室裡，不能成功的人，都盡力的做，甚至汗流浹背的去挑戰它。

這種運動並不屬於體操的一種。將全身的力量放鬆，再彈起來，就能夠將臀部跳起來了。輕輕的、柔軟的，就能成功。不用流汗，也不要讓氣息亂掉，就能彈跳起來。

習慣了以後，再以坐禪的姿勢坐下，以背骨的柔軟度來操縱身體，也能彈跳起來。以上半身的重量，將身體完全提起。

其二，如圖②般平躺下來，手腳往上向彈起，再瞬間的伸長開來，以這種動作也可以

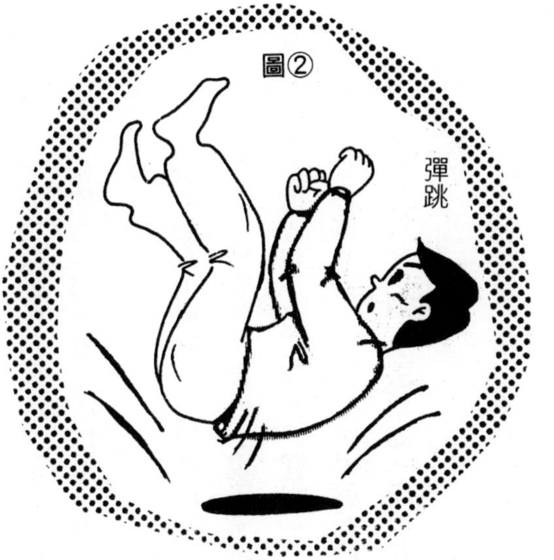

將全身彈跳起來。但對於力氣太過旺盛的高中生而言，最好不要太激烈。因為會使彈跳的幅度過大。

像這樣，以手腳的重量，將身體彈起。

如果會這種跳躍運動時，就能體會自己的身體是多麼的輕，身體和靈魂，就像完全沒有關係一般，也視各人不同的想法而異。

你會以為心是頭腦牽拌著思想，其實心是內臟的一種，就現代人而言，都有這樣的想法吧！

即使最近的腦部科學都不能發現，在腦中也能使心的意識表達出來的道理。

用心來找尋東西，好像不太容易吧！

輕輕鬆鬆做想做的事

在佛教信徒中，經過好幾年來探察「心」的

結果。領悟到「心不是抓不到」的境界。在二十一世紀，稱它為心的時代，有沒有心都不知道的情況下，就想不出好的對策來。到底心是否存在呢？其中有人回答是「身體」。身體就像鰻魚、海草般，柔柔軟軟的生存著。如果停止這種柔柔軟軟的現象，生命就非常痛苦。

你會覺得我們的話題改變了。但如果你仔細的觀察自己的身體就知道了。從外表看不出柔柔軟軟的坐禪姿勢，所以也不會產生喜怒哀樂的現象。思考和意識也會消失，更不會心浮氣躁。

身體太過柔柔軟軟，用操體法去除後，讓身體感受到。如果再將這柔柔軟軟的現象，放在身體上，憤怒就不會再出現了。這種事實，經過幾年來的蒐集結果，自己的心是不必要去探察的，也不必正面去研究它。

如果你的身體一向都是柔柔弱弱的，就不能適應社會的生活。對於不喜歡的工作和學習，身體也會相對的失去活力，所以我們要學習耐性和毅力。這也是身體和生命最大的關連問題。

你記不記得常在街上看到醉漢，他們走起路來搖搖晃晃，跌倒了也不知道，更不知道回家的路，在路上大聲的嚷叫著。真的很討厭吧！這種人就是過度解放的姿態。

酒是用來敬神的，如果過分的喝酒，就會使身體搖晃不安，所以我們稱御神酒。

在佛教中，我們稱酒為「般若湯」。般若就是一切空的意思。像那些醉漢，就是和空無一切打招呼。特別是對年輕的婦人，也很喜歡去打擾她們。

雖然，我們說一切是空，那也不是上等的，最重要的是，「人愛人」的觀念。再怎麼有錢的人，都不會提到自己皮包中的財物。

「為什麼你要做那種身體運動呢？難道對你的身體有幫助嗎？」

因為說這句話的人，並非親眼看到。

你不覺得這句話很傻嗎？使身體讓他人喜歡，他人也成為自己生命的一部分，這是一種廻路的組織，如果不將這柔柔弱弱的現象改變，這種廻路就產生不少作用。宿醉後的老漢，將自己的領帶結好，再上路回公司工作，也不跟路人搭訕了。

他原原本本就是一位善良的人。

這叫做連帶反射。就像食物攞入口中就會自動流出唾液來。敲擊膝蓋的下方，下腿部分就會自然的反彈起來，每個人都具特有的反射廻路功能，也是天生的。

人的聽覺也有最極限的聲音周波數帶，人的聲音和周波數帶是一致的。只要向最容易聽到聲音的地方走去，就能碰到別人。人的耳朵，具有可以聽到聲音的設計功能。

因為人的耳朵能聽到聲音，所以身體也會自然的往聲音的方向走去。假如身體停止了行動，這時心就發生了作用。如果身體一直的往前走，則心是不能產生作用的。

這個道理或許比較困難。在佛教中，像這樣人間的基本性設計，只是再一次的去經營罷了。如果能善用這種身體的設計，人生會過得更愉快。

健康的願望——房中術

人類的身體中一直有著氣息，這也是連帶反射。只是將這種行動更明顯的表現出來，就像你自己最喜歡的人一樣。

在平常都是單獨行動的野生動物，在繁殖時期也會聚集在一起，產生連帶作用。如果有生命的動物，不能聚集在一起的話，就無法繁殖下一代了，這也是必然的。如果不用互相的協調行動下，就能繁殖子孫，那麼只有試驗管和注射器了。

這種相互的活動，會使身體感到疲倦。以身體的健康而言，那是最優秀的健康法。漢醫稱它為「房中術」健康法。這也是人類智慧的留存，「房」是指在很小的房間中，在裡面正確的配合行動的意思。

即使到恐龍的化石為止，以漢藥為主的古代中國人，從來沒有放棄這種秘方的。

就像慢跑一樣，慢慢來，加長時間為基本。但是不要用下流的方式，那是不可以的。但也不能過盛。只要最後完成就可以。如此可以幫助身體的平衡性，也能幫助健康。要以「自己也是人類的一個細胞，自己和整個世界都有著關連」的正確觀念。所以不要太過抑制自己。

只要到最後的一刻完成了，下肢內側的氣就不必使用到。在漢方來說，稱它為腎虛症，與腎臟沒有關係。腎的氣如果變得薄弱，身心的基本生命力也會消失。腎的氣也稱為「健康」。

如果腎虛，精神就沒有集中力。即使不熱也會流汗，喉嚨或鼻子會有感冒的症狀發生。不喜歡太亮的地方，人生觀也會變得較為悲觀。

所以，是用金錢買不到的，一定要積極才是。視各人情形不一，六十歲的人是「60÷10」的二次方，三十六天一次。四十歲的人則「40÷10」的二次方，十六天一次。其實也不能完全的可以觀察統計出來。只要適當的次數即可。

白天在溫冷浴中深深的呼吸，利用運動將心為基礎體力，這樣的人可以進行三倍以上的次數，但也不一定要強迫自己使用這種運動。

性慾和集中力，是生命力的一種表現，就腎和力量而言，是像親戚的關係一樣。腰部扭傷時，在性慾裡就能顯現出來。對於腰部有輕微症狀的人而言，就不能善用集中力。

你的那個，是否有這些現象呢！

「那個」就是指「做愛」，將愛做出來的意思。所以人類對於自己製造出來的小生命，都是用好幾百倍的愛心去愛他們的。

真的太辛苦了，為了製造幾百倍的愛，到底為的是什麼呢？

答案很簡單，就是連帶的確認。

在身體較陰的部分，連帶性較強。用相反的手，試著將手掌背側合起來看看，一定很不容易。以手的連帶性來說，就是將手掌裡側合起來較為順手。如果手背為陽，那麼手心就稱為陰。將較陰的部份合起，較感順手。

以手而言，最陰的部份是手的小指內側。如果觸摸小指，較有敏感的反應。

幼兒觸摸紅色的鬱金香時，兩手會將花瓣捏起來，花即像受驚似的縮起來。然後幼兒會一直望著花，不知不覺的把嘴巴張開，舌頭也會微微的蠕動，並將整個臉貼在鬱金香，然後再去舔花。在幼兒的世界裡，沒有自己和他人的分別能力。在大人的眼光看幼兒舔花的樣子，是不是覺得很可愛呢！

如果以這樣的例子，自己照著做一次試看看，覺得如何呢？手指不會想將花捏起來的意識。因為如果手指過度用力，會把花瓣弄壞了。人類對於觸摸自己非常重要的東西時，手掌，特別是小指的內側都會將之包起來。

相反的，觸摸不喜歡的東西時，手指的部分，尤其會用食指將它拿起來。所以，如果食指觸摸可愛的花時，花瓣就會散落。

所有的氣會集中在小指頭的地方，然後用指尖輕輕觸摸。因此大拇指的指尖和根部，以及小指的指尖和根部是活動的主要地方。

喜歡的東西，對我們的感覺很好，以共感的感覺而言，緊抱著我們身體的肌肉群掌握著行動的主導權。在這裡我們稱它為「屈肉」。「屈肉」的本家是肚子。以肚子為開始，從肚子到心，一直到手的部位，手的白色肌肉部分，手內側的肌肉群都在活動著。

針對這個來說，色澤較濃的背側肌肉群，對於不喜歡的東西，或不在意的東西，會有拒絕的感覺表現出來。「胳膊肘子鐵的活動」就是如此。

如果將手的小指彎曲時，呼吸會往下行動，共感的下焦呼吸便開始。身體如果太硬是不行的，試做一次看看。在手相學中，小指可以看出生殖器官的問題，非常有趣吧！

所以在這裡要注意的是：

並非是說：「因為花瓣好像壞掉的樣子，所以用拇指和小指去觸摸。」

而是說：「我現在是在無意識中，才用拇指和小指去觸摸，所以我想我應該是很疼惜這朵花的。」

身體的思想在前，意識在後。這個大的錯誤你瞭解了嗎？

身體才是主人，你只是協助了身體的活動。

手掌的原始感覺

如果人沒有手和腳，也能繼續生存下去，但是切腹的人就不能生還了。因為肚子裡是元氣的所在，生存的意識很濃。

只是，我們的祖先為猿類類似的一種。如果我們的祖先是屬於老鼠的一種，或是海裡中像青梏魚的樣子也好，在人體的基本性裡，是不可能變成丁香魚之類的。

在動物的身體中，背側的里肌肉和腹側的五花肉形成而站立起來的。

中樞神經對於外面的刺激反應，在左右里肌肉的背骨中，在頭的部位裡，這個神經很粗，所以可以思考很多的東西。

里肌肉能以敏捷的動作捕食獵餌，並將食物送入胃袋。五花肉是保持支撐內臟。

在現代的文明國家，中年以後身體的活動量減少，只是一直的內臟活動，所以有很多人肚子都會變得很肥大。

手或腳，類似里肌肉和五花肉的關係一樣伸展在外面，所以手掌就跟肚子的原理是類似的。內側的手掌，是五花肉的末端，可以感覺元氣或內臟。所以，手的觸摸可以分辨木頭上的苔，或木頭上的土等明確的感覺。從內臟的一切可以想像得到，宇宙和自然的一體感是那麼的微妙。

有共感意識的另一方面，由元氣所在的五花肉內側將之包圍著，如果遇到不喜歡的東西，我們會用手背對著它，手掌往裡。這也是身體的思想主觀。

治療身心

和自己喜歡的人握手中使用的手，也能利用它來治療身體，我們稱它為「藥手」。

手肘撞到柱子的時候，會很「痛」，馬上用手摀在上面，我想大家都有經驗吧！

我們會用手掩護不舒服的地方。也是最原始性、本能性的治療「手護」。手不僅護著傷口，它也護著工作、家庭等的使用。

由手可以出現不可思議的「光線手」的說法，這種傳說不得而知。但是，人類的手，都具備身心的力量，這是確實的。以前的人稱之為「藥手」，聽說真有這種能力的高人。這是現代科學不能測定的，因為科學的理論跟不上。

其實，每個人都具有這種能力，只是我們自己不知道而已，何況，我們經常的在使用。真的嗎？請你仔細的想想看。回憶以前自己曾經失敗的時候，落魄的時候，是否有人伸出慰藉的手向您說「不要氣餒」的話。

將你的雙手，你的雙肩柔柔的按上。絕對不是拍你的頭，或是擰你的身體吧！指頭上沒有用力。這是對於落魄時一種穴道的治療方法，你的身體是最清楚的。壞死的腳，到目前為止只能將之切斷，對於患者的疼痛而言，「手護」比嗎啡更有效。

對於手護有效果的人，只要將痛苦的部位包合上，就會感到非常安心，這就是所謂「自然」的感覺了。它可以代替身體的疼痛和不舒服的感覺，是一種非常有效用的鎮痛藥，一定會使身體的感覺有所不同。

如果家人身體有不舒服的時候，用手掌流通的作用，將自己的元氣分一些給他們。讓腹部或背部體會一下手掌的感覺，放在最冷的部位上面。慢慢的使之溫和起來，像給予元氣一般的，用溫暖的感覺將手放在上面。即使一點點元氣也好，被給予的病人，會感到好幾倍的元氣。

對於家人受傷，也可以使用這種方法，否則傷口會變得粗粗糙糙的。對家庭伸出溫暖的手，豐富家庭的關係是非常重要的。

千手觀音之最裡面的手

佛教一直以人間的真理問題探索著。只有客觀性的「思考」是不正確的。千手觀音就是一個最好的例子。

千手觀音正式的稱法為「千手千眼觀世音菩薩」。這尊千手觀音的兩眼兩手的左右各有二十隻手。每一隻手各拿著二十五種的武器。在四十隻手裡，有救人救世的能力。

但是，因為每隻手都附有眼睛，眼可以觀察得到之東西，一定可以伸出援手救人救世。眼睛是將外界的樣子攝進感覺器裡，只能攝取而理解，什麼也沒有，如果能理解「那又如何」的說法是最切實的問題。

當然，如果能擁有適當的手段，也不用太深的眼力。只要有深切的理解，對於不能解決的事而言，就沒有實際的意思了。到醫院去檢查，即使知道病名，而不知道治療的方法，也是沒有用的。

千手觀音，如果以手的活動高度而言，眼力也會更高，手的活動能看到整個世界的寬廣程度，這就是以身體的大小來象徵醫學和宗教。在佛教中沒有冷眼旁觀的理論。反覆的檢查，指著X光照片說：「這是老化現象，沒有辦法」的醫療是不對的。所謂慈悲，悲於人，苦於人的觀察時，就要伸出援救的手來幫助他們。

當膝蓋很疼痛時，如果有「身體本來就有生老病死的現象，不用太在意」的觀念，那麼，膝蓋的疼痛，就永遠的覆蓋在人類身上。

千手千眼觀音以慈悲的心，甚至將身體付出，用自己的手和眼睛來拯救世人。

第五章　改善、根治疾病

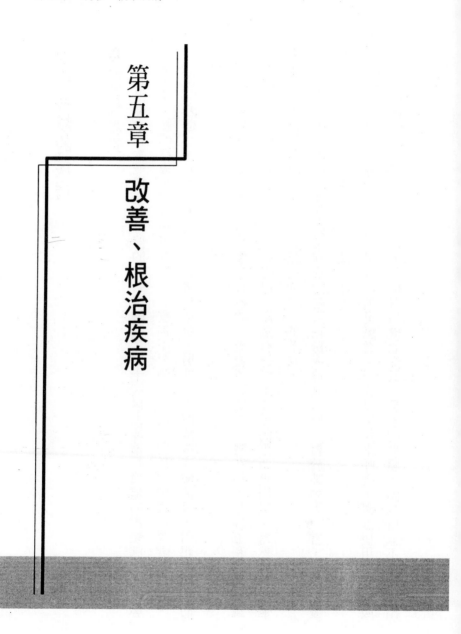

治療麻煩的疾病

●過敏性鼻炎

記得鼻水和水一樣流個不停的無奈經驗嗎?數十次以上連續打噴嚏的經驗嗎?一天鼻子或喉嚨、臉部發癢,感覺很不舒服,怎麼都不對勁。總之,對於過敏性鼻炎非常討厭。

其原因是,春天的杉木或秋天的諸草花粉,另外室內的飛塵或黴菌等,引起過敏性的症狀。

醫生都是以這樣的過敏症醫學來教授的。電視或新聞裡,將花粉或是扁虱利用顯微鏡放大的照片,供人觀賞。你一定會覺得「居然有這麼不乾淨的東西飛出來,當然會引起過敏症了,所以打噴嚏或流鼻水也是沒辦法」的想法。

但是,真的是如此嗎?如果同樣的吸入花粉或扁虱也好,對於某些人而言,也不會發生任何症狀。我們也要和他們一樣才好。

請回憶我們談過呼吸的話。過敏性鼻炎患者,一直以下焦來呼吸,過度使用下焦呼吸時,肺或氣管、鼻子或血氣不足,使臟器的機能降低。鼻子的黏膜,因為血氣不足而溢出。花粉或扁虱附著在上面，而引起鼻炎。

打噴嚏時，腹肌強大的收縮，就會發生下焦呼吸的現象，而引發打噴嚏不止的惡性循環。所以，過敏性鼻炎，應該引導上焦呼吸來治療。這種方法，對於低血壓或胃弱等都可以使用。雖然這是完全不相關的疾病，但是可以用相同的方法來治療。

只是，即使不常使用下焦呼吸的人，也會為這種鼻炎困擾著。像這樣的人，下半身的血氣不足，尿較不易排出。請利用將腳抬高（七十八頁）或立禪（十九頁）來豐富下半身的血氣。

首先，試試自己的心和身體。如果完全知道了，請相信它的真實性。要親身體驗比醫學上來得有效。用一個定義來解釋敏感症的說明，但對於腦筋轉不過來的人而言，就不得而知了。

●疝　氣

B先生從滿一歲開始疝氣就跟他四十年以上。所以疝氣對他而言是非常困擾的。當然，從「減感作療法」或「鍛鍊療法」，甚至祈禱都試過了。

這些治療法完全不行。但是他以骨骼的調整、鍛鍊身體呼吸來確保自己。這才是最原始的治療法。自然的治療法已經深入每一個人的身體，不只對於疝氣，即使其他的病症都能利用這種自然治療法。

消化不良、發熱也會使呼吸不足。生氣、懊惱、興奮，也會使呼吸產生不足的現象。從癌的發生到思考力為止，超越過思考力，呼吸的深度，能左右身體和心的狀態。只是我們都不能取得空氣，如果人間沒有疝氣，就永遠不能發現人間的真實了。

疝氣是過敏性症狀引起的現象，但是半數以上與過敏性無關，其原因不得而知。只是避免花粉引起的過敏症，是不能將疝氣治療好的。真正的敵人應該是自己。

但是對於這種過敏性的對策來說，首先要限制飲食或將房間中的地毯往室外搬移的工作，這些都是沒有用的。只是逃避並沒有辦法將它治療好，應該由身體的根部製造更高的生命力才對。

治療疝氣的對策，以下列五種方式為重點：

(1)、消除身體的問題，回到原始的感覺，不要過食、過分勞動、過度用腦、過度性愛等，保護自己的身體。

(2)、鍛鍊下肢內側，改善尿的質與量。

(3)、使用上焦呼吸，改變身體的骨骼。

(4)、鍛鍊手腳的毛細血管網，改善血液循環。

(5)、防止便秘，多吃纖維食物。

重複閱讀此書，不論幾年，一點一點的確認自己的身體。並慢慢的以所舉的五項重點來保護自己的身體。

如果經常性的發病，請先服用醫院的藥物。或者在未嚴重的情況之前，先將疝氣的根部治療好。另一方面，在身體較舒適時，即使利用藥物來掩護症狀，也要以上列五項來改變疝氣的體質。

對症療法和基礎性健康法，能融合的使用為一體。

●胃弱

吃完了肉粽再吃麵，胸口漲得連一口蛋糕都吃不下去，這並不表示有胃弱的現象。完全不能有刺激物，只是喝一杯水，腹部就有鳴響，或者只吃半碗飯，三天就不能下嚥，這才是胃弱的現象。因為過食而產生胸口漲的原因，只是因為胃不好而已。

如果胃不好，只服用胃藥，且繼續的暴飲暴食，最後會使胃發生破洞的現象。食慾是心理造成的，如果太飽會有怠惰的滿足感，使胃袋超過負荷量，非常不好。

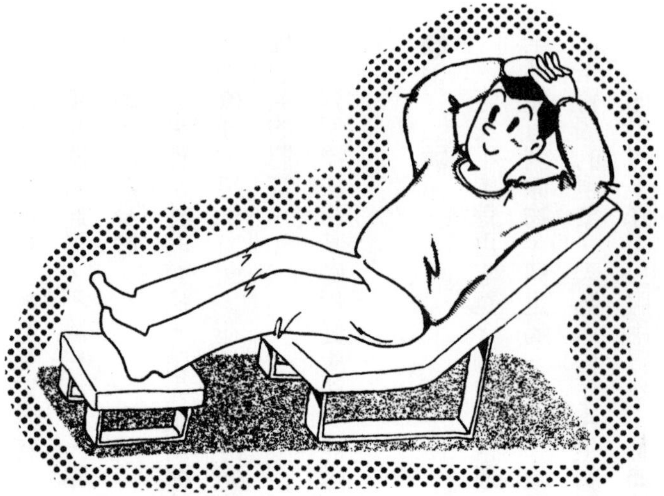

胃弱的人，胸部較薄，呼吸的時候，胸口不會動作。產生由肚臍下的下焦呼吸。原本健康的身體，食物進入胃袋中，改變了中焦呼吸，消化後，再回到下焦呼吸。胃弱的人背骨較硬，使呼吸停留在下腹部而不能改變。所以胃就不易活動，食物也一直沒有辦法消化。如果呼吸沒有在胃袋附近活動，胃在一天中的活動也會因此而停擺。

也有這方面的對策。

下焦呼吸的妨害，為了讓呼吸的焦點往上腹部移動，從肚臍下用帶子綁住，然後在飯後像上圖的姿勢躺下。有一點疼痛現象時，再出去散步。

胸口部分會有少許疼痛，且會打嗝，如此胃就開始活動了。雖然會有點餓的爽快感，但請不要再進食了。一點點的舒適感後，不要馬上加重身體的負擔。

●陽　萎

有一位朋友，辭去工作，投入農業的工作。家裡或田裡到處都有原生林，對於傾斜面的雜草或雜木等山裡的工作，他都不會。

有趣的是當他做完山裡的工作返家時，突然覺得妻子是那麼的美麗，就有一點點衝動。朋友的第二個小孩，就是那時候有的，每次都笑著說這小孩子是那些雜草所生的小孩。

在不平的路上行走，是一種肉體的勞動，為了讓身體保持均衡性，完全的利用大腿內側和大拇趾內側行走。不僅山裡的工作，伐木等也集中精神做某些事情時，會使用到下肢的內側肌肉。尤其是不斷的使用，視各人而異，會引起輕微的信號。人在內股有了輕微的信號，會引起性慾的錯覺，而發生性愛。

像這樣的人，如果在自然的情況下活動身體，有時也會有性慾的錯覺，生活中頭腦的勞動一直伴隨著人類的關係，從身體側面而來健康的性慾會減退，這是非常不幸的。

應付這種的對策，不是用酒來麻醉自己，而是儘量的使用大腿的內側，才是正確的。這是從脊髓斷區的神經生理開始來解說，因為過分複雜，在此暫時不做討論。

反正就是要鍛鍊大腿的內側，使性器的支配神經，有過敏的感覺。早洩也是因為這樣而發生的。如果持續的鍛鍊，使神經有充分的基力，人生就會非常的幸福美滿。

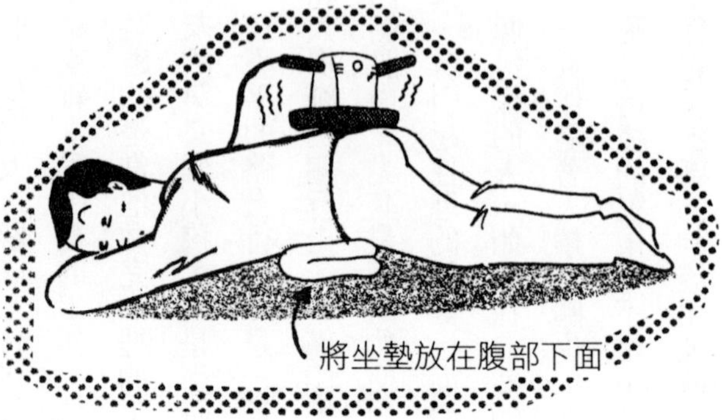

溫冷浴也能鍛鍊大腿的內側。可利用立禪或太極拳來補足體力，利用腰、腳來鍛鍊身體的均衡感。

●痔

每三個人就有一位得痔瘡的可能。長時間坐禪的修行僧也不例外。很大的靜脈瘤長在肛門的內外之處，如果有大量流血的現象，要趕緊到肛門科動手術，以確定是否病發。

食物由口進入，從肛門排出，這一種系統使全身有非常舒服的感覺。但是，便秘和下痢是痔瘡的大敵，如果不節制飲食，是不能治療痔瘡的。

首先是腰和骨盤的問題，雖然只有右半邊的肛門比較容易過敏，如果左半邊產生靜脈瘤，雖然肛門就那麼一點點大，也會發生很嚴重的問題。

在左右有差別的地方裡，一定會使骨盤或腰椎產生毛病的潛伏性。這種骨骼有問題的地方，神經的活動化減低，使這部分的生活力也大大的減退。利用操體法來改善這種神經性毛病。集中性的來調整骨盤和治療腰部，這種操體法絕對可以改善的。

第二是清潔。雖然大便在身體本來就有了，但是因為有細菌在裡面，降低肛門的機能，產生化膿的現象。如廁以後，最好用溫水清洗乾淨。痔瘡的人，在自宅的廁所裡應該有自動溫水沖洗設備。

另外，對於臀部出血而言，像上頁圖一樣，將坐墊放在腹下，將臀部抬高後，做一段時間的休息狀態，臀部上放置電動按摩器給予振動，就能止血。止血並不表示就完全治好了，應該要多休息才行。如果過於勞動，次日就會再度發生出血現象。

不吃刺激物、甜食、不飲酒，應以蔬菜為主食。

●尿床

狗和貓是不會有尿床的現象。動物多了人類這項的能力。尿床是因為心裡的均衡不夠的狀態，所隱藏的現象。如果有這種狀況時，一定要以慈悲的心理來看。不能向小孩子說：「怎麼又尿床呢？把床單都尿濕了。」

其實尿床的原因有很多。白天精力過盛，活動過於激烈，所以夜晚睡覺的時候，睡得太熟了。因為身體尚未完全發育，有尿意的時候也醒不過來。父母親和小孩子不親近，小孩子希望藉著尿床來引起父母親的關懷。父母親過度的教育，使小孩子產生壓力。兄弟姊妹奪走父母親應該給他的愛。家庭不正常，沒有得到適當教育的小孩子……等等，都是引起尿床的原因。

治療尿床的方法，針對某些原因，有多種方式。基本的方法是，睡前促進身體發汗一次，慢跑、淋浴或溫冷浴都可以。使自律神經增加其活動性。

另外，搔癢小孩子的身體，讓他笑得很開心也可以。調整骨骼，確立膀胱的神經支配。進入棉被以後，用手掌在下腹部地方溫和之。睡前要保持安靜狀況，在肚子地方做一百次以上的按摩。

不要開口罵小孩子，因為他不是故意的，小孩子不喜歡這方面的說教，父母親說的話，會使小孩子失去安心感和信賴感。應該摟抱著小孩子的身體，或觸摸他的皮膚來做無言的安慰。利用耳朵來代替嘴巴，要多聽聽小孩子說的話。

父母親和小孩子在睡覺前，是最珍貴的時間，可以利用這段時間和小孩子約定今晚絕對不尿床。

●頭　暈

在醫學的書籍記載頭暈為「內耳的平衡感覺器官、引起直接性的神經障礙」。並且以腦的腫瘤或出血等恐怖的病名一起並列。

只是一般性的治療法裡，居然沒有「安靜」兩個字。編寫醫學書籍的人，或許對自己的身體也不是很瞭解吧！

發生頭暈的現象時，如果感覺天花板會轉，或有一直往某一方面流動的現象，請利用下列兩點來觀察自己的身體。

㈠、將臉部朝正面後靜止不動，只將眼球左右移動。一定有某一方面較能看到物體。像第三十三頁的文章一樣，是腰部或全體的扭曲所引起的。利用操體法將腰的扭曲去除，然後再左右的使眼球移動。

當頭暈非常的嚴重時，操體法的效果只能維持三十分鐘而已。這時候，請多次的重複練習，固定正確的骨骼。

㈡、俯臥在床上，正常的呼吸。只有腹部有動作，而胸部沒有動作時，請將呼吸的焦點往下腹部移動。改變上焦呼吸。

以上兩點如果成功了，可以改善頭暈、吐氣和耳鳴的現象。

特別是，眼球呈細狀並有顫抖的現象，我們稱為眼球振盪，這種不可解的症狀，如果眼球向左右某一方向，就會產生扭轉肌肉骨骼系的狀態，而正面的視覺又有模糊的感覺，這種意志力如果可以更有效的來治療，會使更多人有心安的感覺。

事實上，這種現象在醫學辭典中也沒有記載，對於頭暈的患者而言，請照實的施行啟發這種效果吧！

當上腹部或胸部完全有呼吸的動作時，在不知不覺中肩膀和脖子會酸痛。如果肩膀和脖子有酸痛時，頭蓋骨的微妙力量將均衡性打亂，神經的支配能力減低。這時不僅頭暈、耳鳴、嗅覺、味覺減弱等，從脖子以上的感覺器官機能也會因而降低。

另外，靠近太陽穴的靜脈也會浮出來。靜脈血的回流將會使硬化的脖子和肩膀的肌肉受到嚴重的阻礙。使這部分的新鮮血液不足，內耳的機能變差，引起頭暈的現象。

請多利用指壓、針灸或體操等改善。

●浮腫

除了口部會浮腫以外，臉部、腳部也會浮腫。嚴重時，全身也會浮腫。

臉部浮腫是腎臟；腳部浮腫是心臟有疾病的徵兆。醫師的工作只是用來診斷而已。平常人是學不來的。但當我們可以治療自己的身體時，不需要診斷就可以治癒，當然更好了。

浮腫最簡單的說法，就是水分過多的屯積在皮膚下的狀態。醫師會教你控制水分的攝取。

但是，水並非喜歡在皮膚下。身體裡形成的老廢物，不能完全的排出體外，為了不讓生命有傷害，使大量水分的濃度變薄。這點必須要知道才可以。

攝取過多的鹽分，或食用過多糖分的零食、過度飲酒等，也會使身體產生浮腫現象。同樣的，內臟的處理能力如果減弱，在日常的生活中，相對的，會像暴飲暴食、過度操勞的情形相同。

如果這樣，將內臟恢復健康，並將過多的老廢物排掉，應該可以使浮腫消失的。所以首先要多飲用開水。但是，如果大量的飲用開水，正如醫師所說的，會使病情惡化。喝水的方法中，對於身體的反應也有報告上的作法。

第一，一點點的喝。

第二，飲用與體溫程度的水。

第三，空腹的時候飲水。

第四，身體呈暖和的情況下飲用。

堅守這種原則，身體會告訴你「再喝一點點好嗎？」的反應時，就要儘量的飲水。但如果太逞強的飲水，會導致反效果，身體才是我們的主宰。

另外還有一點，為了讓內臟，特別是腎臟有活動的能力，請耐心的做抬高手腳的運動（七十二頁）。對這種運動感到麻煩的人，可利用電動按摩器來使用。站立的工作，引起腳部浮腫的人，利用工作時間做屈伸運動外，電動按摩器也可以解決腳部的浮腫。

如果尿液增多，那就表示成功。以治療浮腫的效果來看，預防疾病是最重要的一環。

●低血壓

如果最高血壓為一〇〇毫米Ｈｇ以下，稱它為低血壓。其實這也不能算是一種病，對於年紀大的人較易發生，不容易起床，睡久一點頭覺得很重，全身不舒服。

需要別人來照顧自己的生活，在這年老的世界裡，都以敗者的身分出現，或許這也是人生某一種高品質的生活也不一定。

低血壓是一種不容易治好的疾病。但是在這種特別的疾病以外，只要改變呼吸，利用上焦呼吸也可以治好。事實上，西方的醫學也好，東方的醫學也好，還沒有發現這點，也不知道這世間的事有多少。

低血壓症患者，會有疲勞感、衰弱感、頭痛、頭暈、胃重、心悸亢奮、消化不良、四肢發冷、肩膀酸痛的現象。這種症狀，對於上半身而言，特別是從肚臍以上的能源不足所引發的病症。低血壓的人，會感到肩膀、胸口、臉色有異常的預感。低血壓的人，在無意識裡，完全的使用下焦呼吸。

所以，如果可能的話，一天內一萬次的呼吸，引導上半身的骨骼，將可改善這種症狀。當然，「舉手」的姿勢，對於治療低血壓才是一種很好的方法。

請一定要實行。如不切實實行，對脖子和肩膀的酸痛感會持續著，這樣的體質是不能治療的。脖子和肩膀有不舒服的症狀，除了指壓外，也要持續「舉手」的練習。在改變身體習慣的時間中，一定會感到很辛苦的。

會有時常腹餓的感覺，在開始時，胃袋較沒有力量，所以不會過量攝食，這點一定要注意。經過一段時間，胃袋就會正常的運作了。

對於較有體力的人，可以舉高手後，開始慢跑。發現有點累了，可以將手擺在頭上，經過一段時間後才走路。調整呼吸以後再開始原來的動作繼續慢跑。

不能勝任的人，可以將手擺在頭上散步。如果覺得不好看，在家裡可以將手擺在頭上後，左右的搖動腰部亦可。

連這種體力也沒有的人，就拿張椅子站立也可以。

剛開始時，腕部和肩部會慢慢的有無力感，如果可以超越這個難關，就算成功了。只要一次徹底的持續這樣的姿勢，直到肩膀和腕部沒有力氣為止，請不要中途放棄。以這點將骨骼的柔軟度重回自己的身體中。

●高血壓

血壓會高也會低。活動時會升高，休息時會降低，才是正常的。所以，一二〇／八〇的血壓並不是所謂的正常，對於身體的狀態有反應，一直有變化，這才是正常的血壓。

如果持續的一直上升，或一直下降，我們稱它為本態性高血壓或本態性低血壓。是不知道原因的關係。真正的原因是因為身體太硬，這是最常見的例子。

高血壓症如果佔了八成，這種本態性高血壓，應該用降壓劑來防止腦出血的危險，即使數值下降，也不能完全治好高血壓症。但是，對於飲食的改善或解除運動不足的現象，是根本性的治療方法，這點千萬不要忘記了。

家庭中如果有血壓計，請左、右手各測量一下。如果左右的差別很大（一〇毫米Ｈg

以上），請深壓人迎穴約十秒鐘左右，然後慢慢放開。並再一次的測量一次，左右的差別就會較少。

人迎穴是指在頭的正面、甲狀腺的左右裡。從耳後開始，頭部前斜面接連的肌肉和甲狀腺之間。向頭的方向，直接用指頭壓住，會感到頸動脈的搏動。

這個人迎穴，是使血壓下降的特效點。至於針灸的治療也可以，指壓亦然。血壓左右的差別，是表示身體全體的骨骼有歪斜的現象。請用操體法來改善這種歪斜的現象。對於左右較無差別的人而言，必須壓住兩邊的人迎穴。另外，壓住眼球的中間也有效果產生。幫助副交感神經的活潑性。

高血壓患者，應該排除萬難，使下焦呼吸停留在身體中（參照一〇〇頁）。將腳抬高後，利用電動按摩器來治療也可以，開始打通下半身的血氣後，血壓就自然會下降。而且使低血壓也能下降，改善末端的血流，效果非常的好。

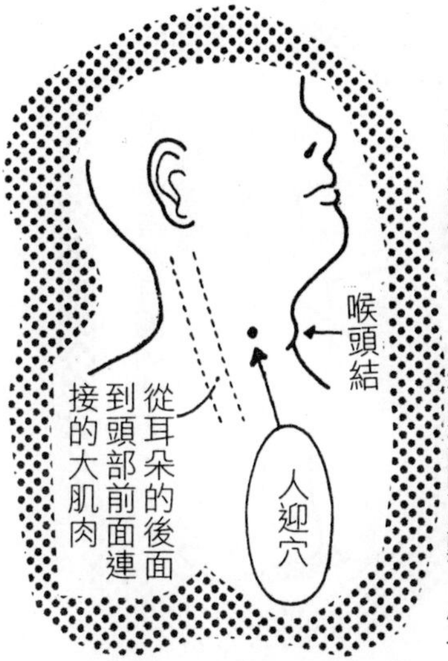

●眼疾

電腦在工作上成為普及性，不斷的使用雙眼，使眼睛過度疲勞的人開始增加。疲勞的眼睛，一直望著電腦螢幕，而且持續性的凝視，產生了眼疾。其實眼睛疲勞的真正原因，說不一定是別的原因而引起的。

在坐禪教室裡，有時候也會用特殊的方式來坐禪。

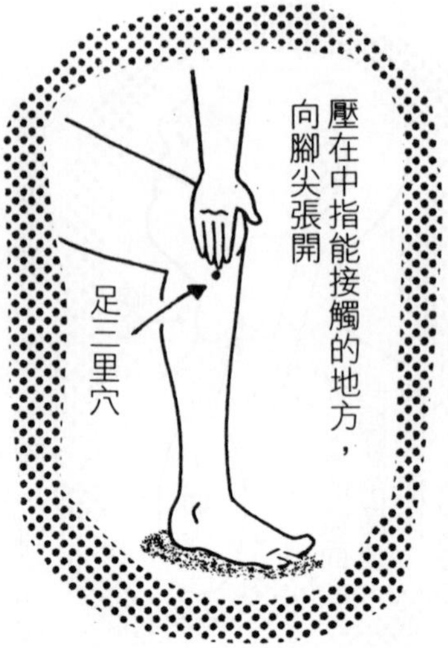

腳的交疊方式，以一般坐禪的姿勢來做，但上半略向前傾。剛開始的幾分鐘沒有什麼異樣的感覺，而經過了五分鐘或十分鐘以後，腰部開始疼痛，臉也略呈浮腫狀，眼睛流出淚水，非常的不舒服。很像長時間坐在電腦以後，眼睛疲倦的感覺完全一樣。操作電腦或打字機時，必須將身體略往前傾。眼睛疲勞，就是前傾的姿勢造成隱藏性的原因。

在治療眼睛疲勞或假性近視時，前傾的姿勢是最正確的，將重心往腳後跟的地方移動後，就是一種基礎的治療法。腳的足三里穴，利用針灸來治療，（四〇頁）的操體法一樣來治療。另外，用腳後跟站著，用一樣的姿勢來走路，重心往後移動，當全體的重心往後移動後，指壓眼球的地方。

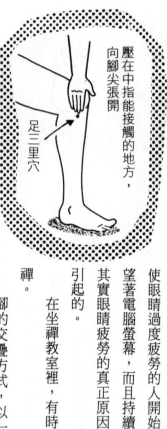

兩眼球用三個指頭壓住，三十秒左右，會有少許的疼痛感。眼球被壓住後，可將老廢物或淤血壓出來。持續三十秒以上的指壓。另外，如果適當的在眼球上壓住，可促進副交感神經的活動。想休息或想放鬆一下自己的時候，也應該積極的利用指壓來按摩眼球。在白眼球部分出現藍絲時，更應該要使用指壓。

白眼球如果出現藍絲時，也是證明生氣交感神經的最好的位置，指壓眼球，可使副交感神經活潑，得到均衡的效果。

如果眼睛疲勞，接著會引起肩膀酸痛的現象。自己就可以消除這種肩膀酸痛的方法，請指壓手的虎口（合谷穴）。如果用手指去指壓，很容易就會累了，可以利用筷子或鉛筆，就能持續性的指壓。即使身體沒有違和感的人，因虎口和肩膀有關連性，同樣也會有違和感。經過一段時間後，會自然的打呵欠，淚水會不斷流出後，眼睛就能恢復疲勞，變得很有精神了。

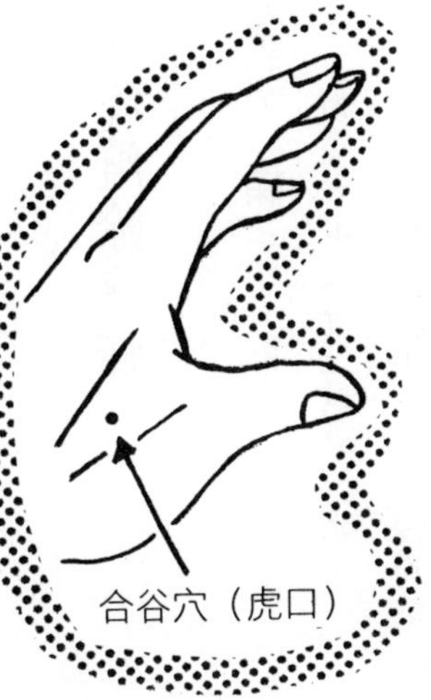

特別是，下班回家後，看電視時，螢幕會變得模糊，聲音也聽不清楚，這也是造成肩膀酸痛的原因。覺得眼睛張不開的時間，可以適當的做一點指

壓來治療。

從此解除病痛

●頭痛

頭痛，可以分三點來說明：

一、頭的神經痛。二、腦的氣血不均衡。三、腦部真正的疾病。

第一，頭的神經痛，多半由側面開始痛起。也就是偏頭痛。神經痛的原因多半是，肌肉骨骼系的問題和體液的惡化，兩種原因造成的。偏頭痛也可以以這方面來治療好。

肌肉骨骼系的歪曲，可以利用操體法來復元。頭痛雖然可以簡單的治療，不過也要有毅力來治療它。操體法尚未習慣的時候，要練習一整套的操體法。只要有耐心就能成功。再靜靜的休息一下，頭痛就會消失了。

體液的惡化，是指身體裡攝取到飲食的毒物所引起的症狀。食物必需品以外的酒精或蛋糕、甜點等，或變化的老廢物，成為一種污染性的毒物。另外，睡覺時肚子受寒也會使身體中的清淨性消失。

可以抱腳接觸在肚子上溫和肚子。減少食量等，可以防止毒素侵入身體。在一天之中輕輕鬆鬆地等待肝臟或腎臟的毒素完全消除為止。

如能反覆的使用溫冷浴，使呼吸更深入，能夠及早處理老廢物，也能儘量的治療好頭痛。

第二，腦的血氣不均衡，分別為充血和貧血。頭會發熱，或腳部發冷時，這表示充血。也可用泡腳和肩膀的指壓來治療。另外，將呼吸更向下降。可參考一〇〇頁的方法。

對於呼吸在下焦進行的人來說，會引起貧血和頭痛的症狀。可以從臉色看出來。要將呼吸儘量向上提。照第一〇二頁的方法即可。

第三，腦部真正的疾病，是指腦出血或腫瘍。如果能按照第一和第二項的初步方法來治癒頭痛時，就能正確的治療成功。

如果不能親自為自己的身體做更進一步的關懷，那只好等待去醫院的時間了。

●齒痛

牙齒痛的時候，當然是去看牙醫，但即使將蛀蟲治療好了，還是不斷的疼痛時，那真是一件非常痛苦的事。

醫師會告訴你：「神經還殘留在裡面」的說明，像這種齒痛，應該多理解牙齒的神經痛，會來的實際些。

牙齒的神經痛，也和其他顏面的症狀相同，頸部、肩部的酸痛會惡化。如果對這種惡化置之不理，就會間接的培育蛀蟲的生長。即使很認真的刷牙，蛀蟲也會繼續生長下去。治療蛀蟲時，如果仍有齒痛的感覺，也會引起肩膀的酸痛。

我們的體力是有限的，我們也習慣用全部的體力來工作的習性，在無意識中，一定會使肩膀酸痛的症狀潛伏在身體裡。中年以後，老化的速度也較快，牙齒的健康不良，或許是難免也不一定。

有蛀蟲時，有時會有陣痛的現象，會使一天中坐立難安、痛苦不堪，全身的感覺非常不舒服，而且慢慢的擴大。這種疼痛並不影響身體的健康，可以利用全體療法做為治療神經痛的基本方法。

首先，要發汗和去掉身體的歪曲。

另外，以齒痛擴大的有力原因來說，是牙齒咬合異常的隱藏性原因。

早晨起床時，嘴巴不能張的很大。用力的咬下後，下巴會呈水平的方向向橫移動。活動下巴時，耳朵旁邊與下巴的關節中會發出「咯！咯！」的聲響。有此症狀的人，表示下巴或臉、頭的骨骼有偏差的現象，也會引起齒痛。

如果將蛀齒拔掉後，不再處理之，想要恢復均衡性，而使牙齒上下左右的移動，會造成不自然的咬合現象。如果持續這種不自然的咬合，促使三餐進食不斷的勉強使用下巴，如此不僅造成頸椎歪曲，甚至造成背骨全體性的歪曲。

像前面提過好幾次一樣，收縮脊椎中腦的末端，暢通兩腋的交感神經的幹道，調節內臟的活動。如能解決背骨的歪曲，對於解毒或排泄等，是使身體健康的基本工作，使身體狀態更好。

治療好蛀蟲後，也要恢復骨骼全體的均衡性。另外，如果股關節不穩定，也會影響下巴的關節不穩定。

●神經痛

內腳踝和阿基里斯腱的中間，請在腳踝的地方壓看看。手指可以摸到內部的腳筋。摸起來感覺很不舒服，就是所謂的神經。

神經痛這種不舒服的感覺和持續性的微痛感，有時候很想用力去搥它，甚至痛得有裂開的感覺，從數秒至十秒以上持續性的疼痛。其原因是骨骼的歪曲壓迫到神經，使體液惡化，神經像化學性的刺激一般的痛。

神經在骨骼縫裡，身體碰撞不到的地方中，被包圍起來。骨和骨之間的關節，有神經通過，而且非常狹小，如果關節有大幅度的動作時，神經也會牽連性的動作著。骨骼的歪曲現象，破壞了關節中的細縫，與神經有關連性的肌肉和肌腱的軟部組織狀態惡化，就會引起神經機能的減低，在神經分布的範圍裡，會有異常的感覺或疼痛的現象發生。

骨骼歪曲是很微妙的，放射性攝影也照不出來，即使去除了兩三個，對於一般骨骼的歪曲也無法有效的治療。利用操體法來治療，對於身體非常有幫助。這個比刷牙還要來得重要。

手腳前端的神經痛，也是壓迫到神經而引起，通常在背骨的附近較多此現象，治療方法，可利用身體全身的連動動作來做操體法，會更有效果。

我們介紹過，「在某一部位指壓治療的穴道療法」，如果可以融合於操體法，這種治療效果是穴道療法不能相比的。但比用藥物的敷衍療法，當然是更好的。

身體發冷或過食，對於精神引起體液的污濁化而言，可用節食和發汗來應付這個問題。嚴重的神經痛是另外一種，在一般的神經痛裡，使用鎮痛藥來敷衍疼痛時，可以用熱水泡腳或泡腰部，使汗大量的流出體外。如果有多餘體力的人，可以利用慢跑來發汗，效果更佳。

在晚上睡覺時著涼了。為了身體能完全康復，需要一個禮拜的時間。這期間，如果有發生著涼或過食、過度疲勞等，就會很嚴重。工作的速度，不要使身體產生負擔，否則長期用藥物來控制，對身體有很大的影響。

不能慢慢的治療，應付疾病的社會，是一個貧困的社會。

●手腳受傷

手腳如果受傷，置之不理也能癒合，可怕的是指甲的受傷，會引起瘭疽惡化。瘭疽和普通的化膿不同，化膿巢會從內部的指骨生長，使內部惡化，化膿的範圍雖然很小，但會很痛。指甲有豐富的知覺神經聚集在一起，會有劇痛的感覺。與癰同樣的稱為蜂巢織炎，有生命危險的炎症。除了到外科醫師去切開治療或使用強力的抗生物質外，請認真的來診療它。

即使小小的外傷，也會引發疾病的根原，所以指甲受傷部位的周圍如果有紅腫或陣痛的情形時，如果你覺得很不安心，可以依照下列的說明來預防處置。

除了將傷口完全的用消毒藥水洗淨外，再用膠帶貼起，這些都不能預防在血液中的細菌。因為我們的血是不乾淨的。

首先，用力的壓住傷口的周圍，將血液擠出洗淨細菌。接下來消毒後在傷口部分用力壓住止血。到這裡都與一般的治療法一樣。

接下來，也是出家人一種較特殊的治療法。

手經過消毒和止血以後，將手舉高，高過心臟的部位，然後輕微的搖晃。不能飲酒或大量進食。蛋糕、甜點也不可以，卡路里會成為細菌的餌。一直到紅腫和疼痛感消失為止，一天內至少要抬高手，再給予輕微的搖晃。也可以利用電動按摩器，會更輕鬆。

另外，不能往受傷手的一邊睡覺。因為身體較重，導致手部淤血，隔天會有惡化的現象。如指頭上有刀傷，造成受傷的情況時，也請利用這種方法，一定要立刻止血。對於受傷而言，這是一種最基本的方法。

主婦一直接觸水的工作，對於手部裂開的治療，這種方法也很有效果。

該流出來的全排泄出來

●悶　汗

以漢藥處方的原則來說，是以「汗、吐、下」為三大原則。也就是說，將汗排出，使身體的老廢物排掉。吐出胃中的毒素或體中的老廢物。促進肚瀉，讓無用的水和老廢物排出。

這三種方法中，使身體中老廢物做細節性的排出，也是漢方醫學最高明的地方。如果身體不能完全的「汗、吐、下」，會有神經痛、潰爛的凸出物、氣管炎、胃潰瘍等引起的原因，並可以利用它來觀察身體。

我們不是漢方醫師，所以不會使用藥物，在生活中不知不覺地有促進發汗的技術。例如：很辣的咖哩飯。刺激胃袋就會流汗。同樣的，加入辣粉的泡菜也可以。或在麵裡加辣粉、喝純酒等。燃起自己的感覺，然後大量的排汗，身體就會有感覺，請試著做看看。這是以意識性來做的，調整體質，就能預防疾病。

但是，利用刺激胃袋來發汗的方法，對於胃較弱的人來說，比較不適合。反而會使病情惡化。對於體力較弱而又要刺激發汗的人，可以用薑汁和葛粉湯一起飲用，利用較軟性的方法來促進發汗。

另外，如果想更認真的促進發汗時，可以用溫水澆腳部或泡腳（參照二十五頁）。

如果能夠很痛快的把汗逼出，生病就不再痛苦。身體受到高熱的新陳代謝，對於老廢物的處理非常有幫助。但胡亂的發汗也是不對的。如果能正確的使用這種促進發汗的方法，慢慢的排出老廢物，就能完全的調整身體的健康。一天一次的發汗，是非常重要的。

另外，身體較隱密的部位，反覆的練習體操，體操結束以後，室內總有說不出來的味道，那是因有汗臭味。與有氧健身運動的汗臭味完全不一樣。

從身體的裡面，將老廢物排出的關係。身體較陰的部分，特別是元氣集中在一起的下肢內側中，所以才會發汗。將隱藏在身體裡的老廢物完全的排出體外。

●正常的排尿

我們經常的在討論便秘，但對於是否有正常排尿的問題，較不會去注意。尿量是飲用水分的量，將之完全的變化，但對於排尿量的多寡，因不會造成違和，人的下意識裡，也就不在意了。

過敏性鼻炎是鼻水過多，有時需要很多的衛生紙來擦拭鼻水，但是尿液如果沒有排泄，也不會特別的在意。

如果不易排尿，會使多餘的水分由鼻子的黏膜像鼻水一樣流出，氣管因為被阻塞，而引起呼吸困難，如果因過多而溢出，會像痰一般，淚腺也會不斷的湧出淚水。手腳因浮腫，造成行動不便，有一點點的小傷，也會引起化膿的現象，全身的血管受到水分的壓擠，引發高血壓。

水分佔全身的三分之二，支配著腦或腎臟以及其他的部位。假如，尿液因過冷或過度疲勞、呼吸的偏差、食物的鹽分等，而不能製造出來的話，老廢物就會沈澱在身體裡，引發百病，要有高品質的尿液，就要有多量生產的功能。

將高品質的尿液大量的排出來，洗淨身體的老廢物，一般的利尿劑是不好的。利用利尿劑排出來的大量尿液，雖然那確是尿液，但沒有真正尿液的濃度。其尿液中也不包含老廢物在裡面。

要正確的使尿液流出來，像七十七頁所介紹的「手腳電動按摩器」。給予振動是最好的方法。如此一來，就能將很多的老廢物完全帶出來。

只要這樣，相信能夠完全的洗淨身體。到了完全成功的時候，呼吸困難或其他的症狀也能變得較輕微。

●便　秘

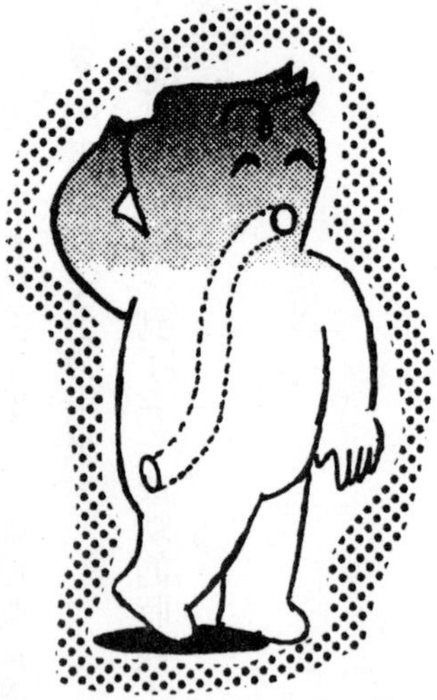

在地球的表面上，有人類生活在這裡，但即使是我們的祖先，也沒有像右圖一般的生物生存過。貫穿身體的管子，從口中吃進的食物，可從那條管子直接流出。在解剖學裡，嘴巴和肛門其實是一樣的，那一種器官都沒有較高尚的分別。構造也一樣，嘴唇和肛門的顏色也是一樣。

便秘是有某一些異物阻塞在這條管子裡所引起的。如果以便秘和下痢來比較，很明顯地便秘的立場較弱勢，從小膿瘡到出血為止，都是這些病症隱藏性的原因。應付這種對策，就像我們經常說的，多吃纖維食物和多做腹部的運動。

所謂食物纖維，生菜沙拉比炒過的東西較好。請準備兩個直徑十公分的盤子，一邊以五種生菜為主，一邊以燙過的溫蔬菜為主，這樣對便秘的人很有幫助。並請在進食時飲用

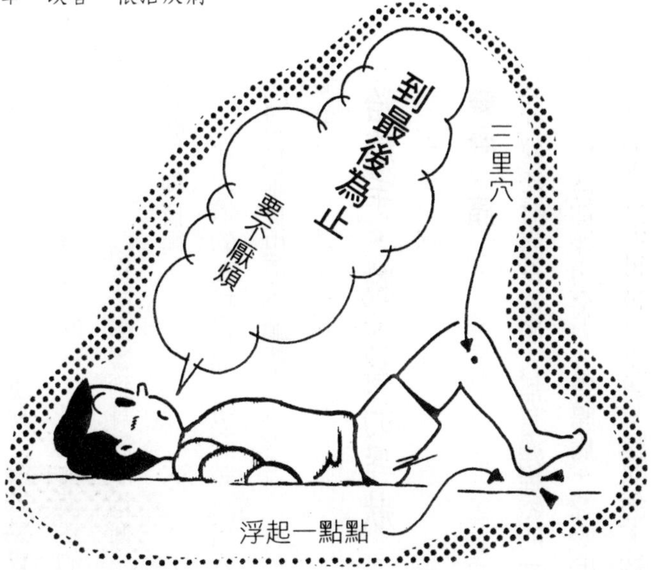

大量的開水。進食的前後因為胃液過少，也是引起便秘的原因。

將身體仰躺，膝蓋提起，腳後跟浮起幾公分高，以這個姿勢來做腹肌運動。如此持續的做下去，直到厭煩為止。這種運動開始時還不覺得如何，但最後終會覺得很厭煩。在活動腹肌的時候，胃腸也會跟著活動。所以，儘可能的長時間來練習，而且一定要將腳跟浮起來。

在這種運動進行的當中，如果用聽診器來聽看看，會覺得非常有趣。將下肢浮起時，胃腸也開始活動，會有咕嚕咕嚕的聲音響起。再過一下子這種聲音也會傳到身體外面。

另外，以高長壽的三里穴道進行針灸治療效果也很好。三里穴在膝蓋斜面的下邊。針灸這個穴道，針要刺入時，重心要往腳後跟移動，以後面的相反姿勢來進行。

當然這也是腹肌的運動，對於感覺不到重心位置的人來說，或許會覺得：「那只是感覺罷了，還是有效的」，以這種漠然的生理來進行的話，對身體是沒有幫助的。

針灸可以直接影響到身體的均衡，在無意識下，是一種必要的運動，是間接性活動內臟的一種技術。

在穴道的教科書裡，也記載三里穴對精神官能症也有效用。仔細想想便秘的人，身體的感覺確實也很不順暢。

治療手、腕、肩的異狀

●肩痛

肩膀酸痛是每個人都有過經驗的一般性症狀，所以也很容易就可以治療好的。

從精神性的壓力、胃腸病、呼吸的偏差、心臟循環系統疾病，引起的鞋子不合腳，肩膀出點力就引起肩膀酸痛。腰弱的人為了能保持均衡性，而將力量放在肩膀上。像這種肩膀酸痛，除了鍛鍊腰部以外，沒有根本性的治療了。

另外，肩痛對於身體馬上有反應的人來說，還算比較好一點。有的人只知道肩膀怪怪的，並不知道正是所謂的肩膀酸痛，這種人對於肌肉的感覺較為遲鈍。

不論知道是否有肩痛的症狀，以肩痛的原因來說，黑眼圈、長針眼、頭暈、耳鳴、牙齦浮腫、蛀牙等會慢慢的出現。使肩膀的肌肉和肌腱硬化，受血管或神經的壓迫，造成血流的惡化，神經活動減低等症狀。

基本方法是，正確的呼吸方法。上焦呼吸的人訓練成下焦呼吸，而下焦呼吸的人練習上焦呼吸。如此說來，這種呼吸的偏差，已經深入身體了，要改變這種習慣，是非常不容易的。可以請家人幫助自己的身體，做指壓治療，這也是另一種方法。

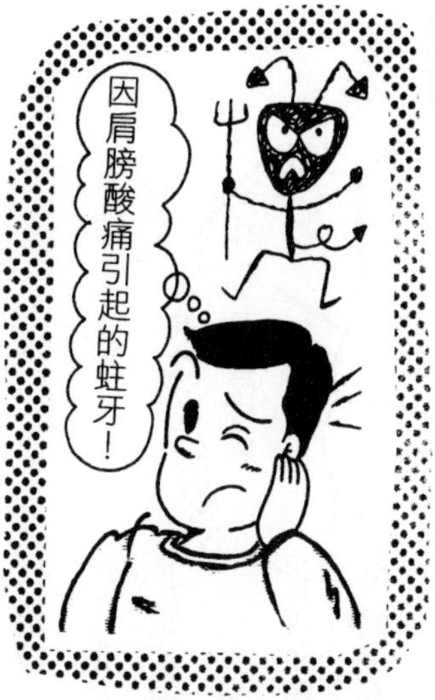

不僅是指壓肩痛的部分而已，利用指壓探求壓痛點的原因，才會更有效果。肩膀的高度，左右有所傷害，或呼吸上下的偏差、平肩、腰部的扭曲等，仔細的觀察，並慢慢的探查腋下的部位，會發現被隱蔽的重點。正確地在肩膀的穴道上做指壓治療。

在家裡可像（一六六頁）一樣，互相的做指壓

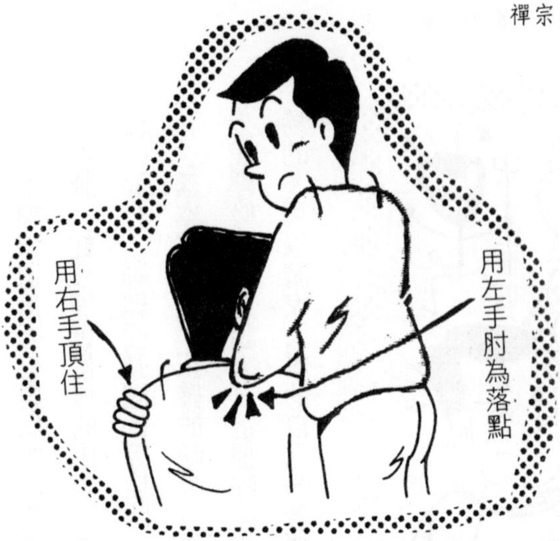

治療。手肘不要直角彎曲，最好呈九十度，在對方的肩上做軟性的指壓。不要讓手覺得痛為止，可以長時間的服務對方。

另外，本身就具有體力的人，將三公尺長度的木材放在肩上，反覆的伸展膝蓋。肩膀的肌肉碰到木材的角邊，可以成為肩膀的指壓，也可以鍛鍊下半身。

因為木材本身的角邊不平穩，當然，身體的均衡性也會不穩定，這點，也可以用來鍛鍊均衡性的機能。其結果，肩膀就不覺得有重量，治療肩痛的效果相形的變好。

荒唐的運動裡，是因為生活中身體的存在機會變少的原因也不一定。為了緩和自己的臉色，請一定要實行。因為地緣關係，如果沒有木材，也可以利用混凝土塊來練習。

●頸肩腕症候群

手部會麻、會痛、會冷、常會掉東西等的症狀，如果到整型外科時，就會告訴你頸肩腕症候群的病名。以治療法而言，頸椎牽引、熱敷、按摩等，促進改善頸肩部的血液循環，最為一般性的治療法。

但是，不能只將頭或頸部來做治療而已，應該從身體開始，仔細的探查原因才是。如果把身體想像成為布娃娃一樣，手腳和頭、身體都是縫合的物體時，那永遠也追求不到真正的原因了。

本來，我們的身體並非是一個個的組合而成的，手腳、頭、內臟裡的關節或血管等，並不是一個管子接合而成的物體。以身體為出發點，受精卵來想，這是當然的。

只要觀察粗幹上生長的幼芽一樣，從粗狀的身體長出來，與受精卵成長的生物實體很接近。

樹木身體的生命力開始衰弱後，為了保護軀體，將手腳切斷不要。永遠的擁有生命。這也就是頸肩腕症候群症，也是寒冷症。將末端捨棄不要，一點點的血液配給，就像在柔弱植木裡成長的新芽一般。

治療頸肩腕症候群，是增加軀體生命力的真理。食物、呼吸、姿勢、運動等都非常重要。同時，要在一天一夜就改善成功，是不可能的。

特別是呼吸和姿勢，對於頸肩腕的疼痛都有直接的關係存在。操體法針對骨骼的問題，調整骨骼及正常的呼吸姿勢。在這種治療裡，可以從表面看出正確的姿勢，數週後可以治療好手的冷感症和麻痺的現象。

到了中年期以後，在白天裡一定要抽出部分時間，調整呼吸和姿勢，切記，這是很重要的。將時間固定好，調整身體和心理，是現代人生存的必經之道。不論做粗活也好，頭腦勞動者也好，可以在日常生活中練習茶道或太極拳，來調劑自己的心理和身體。

●末梢神經麻痺

神經麻痺，因腦出血引起的半身不遂以外，末梢神經一部分切斷的神經麻痺，也有可能發生。

白天，自己的手腳依照自己的意識在動作，我們認為這是當然的，但突然間手腳不能動，整個手腳變得沒有力氣了，你又做何感想呢？

讓我們來談談這種無情的事吧！A先生是一位職員，在尾牙的時候，多喝了一點酒。回家途中在車上睡著了，座位上的手肘一直壓著，到終點站大約要三十分鐘左右。到了終點站，A先生匆忙的下車，但是卻不能動了。手的姿勢就和剛才被壓到的樣子一樣，怎麼樣都無法動彈。手掌能夠握起來，卻打不開。

這隻手好像不是自己的一樣。到底什麼原因呢？整個臉緊張得由紅轉青。

這種情況，就是所謂的末梢性的橈骨神經麻痺。橈骨神經的手腕向外，手腕的前端會往上縮動。如果這種神經切斷的話，就會像A先生一樣的結果。漸漸地，手肘上方皮膚表面附近的橈骨神經，手肘會壓住它的上面。

只是短短的數十分鐘裡，末梢神經就不能再支撐下去。要恢復的話需要半年的時間。想想看，不知道為什麼手腕和肩膀非常無力，很不舒服。從那種情形來看，這個神經的活力已經開始在降低了。

手變得不能活動的病症，正如因末梢神經受到壓迫或因外傷切斷所引起的，或腦血管破裂，血管有異物阻塞等也會引發，一定要治療。另外，身體的肌肉或肌腱的柔軟性消失，使之壓迫到神經，造成手腳的前端出現異常現象。

特別是中年以後，背骨會彎曲，每一個關節不易活動，也會引發這種症狀。

生病都是由自己的身體造成的，要有自知的觀念。

A先生的事件雖然值得同情，但也覺得太不值得了，如能提前預防，不過度飲酒就好了，你、我得要當心。

改善腳部、腰部的正常機能

●腰痛

看到黑白電影中的美女，會一直注視她們細小的腰部，一定比現代美女的身材來得有曲線。腰部的曲線，像水一樣的柔軟，好像會斷掉一般，那是她們經常鍛鍊腰部。與現代的美女曲線不同，因為她們的肌肉非常完整性的發達所產生的美姿。

腰痛症，大部分都是四十歲以上的人之病症。在現代的生活中沒有機會鍛鍊自己的腰部，女性也好、男性也好，青春期的高中生裡，治療腰痛的人數不斷的增加。現代美女的腰部只能用來鑑賞，在生活中還是欠缺實用性和耐久性。

生產時，是一種肉體勞動，要有最低限度肌力的必要。在柔弱的腰部裡，身體中的子宮也一定相形的不好。

腰痛，椎間板疝氣或腰椎分離症、骨疾患者一定也會引起這些症狀的。從尿道結石等內臟患者也會得到這些症狀。有些人只是壓著痛處，這是很危險的療法。腰痛的治療一定

腰痛的原因

1. 體液的問題
缺氧、食物、排泄機能下降。

2. 精神的問題
不平不滿、生活方式、依賴心、精神性緊張狀態、性。

3. 骨骼的問題
肌肉的偏差疲勞、骨骼的彎曲、老化。

4. 呼吸問題
腹式呼吸、吸進氧氣的能力。

要將這種危險的行為完全避免才可以。

輕輕地指壓，會比較有效果。只是，因為腰椎腹部向上往前彎曲，腹側會有微痛或出現。總之，從腰上直接按壓下去是不行的。一定要由旁邊的斜面往下壓。

另外，腹部或下肢的內側，不要忘了放鬆異常的緊張。食物也要減量，腹部要暖和。有時也是因為內臟炎症的原因，只要將其暖和有舒服感就可以。

在腰部和背部做指壓，感覺好一點時，就要練習操體法。操體法原本就是腰痛治療的技術，對於腰痛的治療是不可缺失的。每一個動作都要細心、耐心地去完成。

嚴重腰痛時，一天裡至少要三次，利用操體法來治療。數天下來精神狀態好一點時，可做別的動作，例如，扭轉法等，給予骨骼直接衝擊的治療。

腰痛根深的原因是，姿勢不正確，或下肢內側的不健康等。以這些為原因而言，身體的活動不靈活，一部分肌肉過於負擔而產生的疼痛。

如能完全的治好腰痛，也能治好痔、便秘、婦女病痛等症狀。身體的表面和內臟的狀態，一直都有連動性的關係，這點你知道嗎？

●膝痛

「有水分屯積在我的膝蓋裡痛死了。今天我到××醫院去把水抽掉，現在好多了。」

「但是，太太每次都去抽掉水分，成為習慣性的話，很不好，要小心才是！」

或許你也聽過這種對話吧！是否可以從當事者身上得到啟示什麼呢？中高年齡以上腳的老化或骨骼的歪曲，使膝蓋疼痛，很不容易醫好，外科醫院將淋巴液抽掉後，並不能將病症完全治好的。

如果膝蓋中積水，除了有運動障礙外，也必須保持膝蓋的安靜與保護，這點是非常重要的。特別是要好好的休養才可以。當疼痛感消失以後，也不可以立刻走動，否則也是沒有效果的。

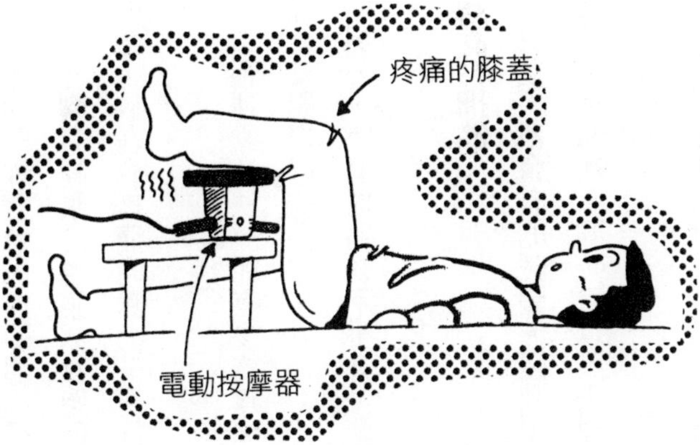

但是，如果過分安靜也會引起膝蓋周圍的肌肉力量衰退，或老廢物的排泄力減退的嚴重問題，反使病情更嚴重。這也是治療膝蓋最困難的一點。

要克制這種困難的治療方法，只有扶著下肢來做運動的方法而已。用五百公克到一公斤重量的物品放在脖子上，然後做膝蓋伸展運動。但不能做相反的動作。為了能正確的運動膝蓋和肌肉神經，要慢慢地練習。

將某一邊的膝蓋伸長垂直，並將後腳跟部分靠近牆壁，另一隻後腳跟則較貼於牆上，上下地移動。如將兩邊的後腳跟打開約五十公分的距離後，做伸展的動作，會使膝蓋內側產生負擔，也是這個運動的主要目的。當然，運動中的兩邊後腳跟，呈斜面的上下移動，最低限度也會使用到膝蓋的內側肌肉。一直做到大腿覺得有點累時，才停止這種動作。

持續性的練習會疼痛的腳，經過某一程度的練習後，就可以開始練習雙腳。

因雙腳有腫脹的現象，會殘留襪子橡皮筋痕跡的人，可將雙腳放在桌椅上，利用電動按摩器，放在會疼痛的腳上，進行按摩治療。只要五分鐘的時間，就能減輕一半以上的疼痛。

這種運動療法，如有少許疼痛發生時，可以用護身三角帶綁住膝蓋的關節，就像走路一樣，安慰自己的心理。

另外，將氣血通往下半身，請用下焦呼吸來強壯骨骼。

●腿肚抽筋

每個人都會有的經驗。腿肚中腓腹筋的抽筋。像這一部分肌肉抽筋的現象，從腦神經引起的病症有所不同，可以不去理會，但半夜睡眠中如果病發，在熟睡的狀態時，那真的是很傷腦筋。

如果腿肚抽筋時，腳部向小腿的方向反轉，腳趾也要將之反轉，並將腿肚浮出來的筋，用力的去指壓它。這時會有少許疼痛的感覺，一定要忍耐。經過一段時間的指壓後，抽

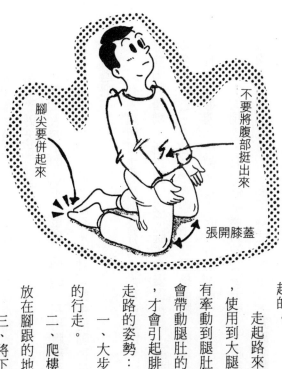

筋就會慢慢消失。

腿肚會抽筋的人，大多是走路姿勢不正確所引起的。

走起路來腳部穩重的人，因為時常做步行運動，使用到大腿的肌肉，並將下肢往前方踢去，並沒有牽動到腿肚的肌肉。相反的，沒有力量的步伐，會帶動腿肚的肌肉。當然會使腿肚產生疲勞的現象，才會引起腓腹筋抽筋的現象，請依下列方式改善走路的姿勢：

一、大步的行走，或踏在道路的黃線上直線式的行走。

二、爬樓梯時，將腳部深深的跨上去，將重心放在腳跟的地方。

三、將下肢抬高過於心臟處，保持三分鐘左右，解散腿肚的瘀血。

四、將膝蓋往腹部縮起，全身往後傾倒，以這種姿勢保持三分鐘左右。

如果能實踐這些方法，就能完全改善走路的姿勢。但只是看而不親身去練習，身體狀態會比年齡更快老化。

其實，人的手腳並不是單獨行動的。利用腹部和腰部，帶動軀體的波動，牽引手腳的動作，這就是生命奧妙的組合。尤其是野生的動物更是如此。小腿很粗很胖的馬，大概沒有看過吧！

只有人類與軀體的活動沒有關係，有意識性來活動的動物。就是因為只有人類才有意識能力的優勢，所以腿肚或前腕才會變得粗胖。這並不是一種疾病，以人類的活動來說，軀體的附近，下肢是指大腿，上肢是指前腕，擔負著活動的主導權。在意識優勢的活動中，有時也會因為精神緊張造成的活動。

日本的相撲、有氧健身運動的女孩子等，大腿都很粗，但小腿卻很細。身體的活動，以腹部和腰部為重心，軀體為活動的中心，對於活動較為靈活。

成為女人最頭痛的大事

●更年期障礙

五十歲前後的女性都會面臨「更年期障礙」，這是身為女人的一種必經過程。到現在每個月忠實的追隨著，就像海裡的即將沈沒般的生命——卵巢的工作完畢，接下來出現萎縮的變化與種種的症狀。話雖如此，但對於女性而言，這應該也不是一件很苦很頭痛的症狀才對。只要正確的面對它、正確的處理，很多女性還是用很輕鬆的心情去面對它。

頭痛、頭重、頭暈、噁心、不穩定、易怒等等。生命的燃燒能源裡，卵巢和子宮牽引著下半身卵巢機能的一切，也會牽涉到上半身的病症。

這種病症，與骨骼和呼吸偏差時的症狀一樣，在呼吸的操作中，就可以順利解決。當然，在這裡也是以三焦的呼吸變化來配合，所以柔軟的背骨非常重要。

另外，指壓治療也很有效果。當症狀非常嚴重時，或許服用荷爾蒙劑會穩定下來，不過那是不正確的。從身體的表面開始治療起，能成功的完成時，才是最好的手段。

在家庭的指壓治療裡，能在年老後也有健康的身體，最大的支持者是丈夫。有時也可以在沒有異樣時自行的指壓。以最輕鬆的心情，進行指壓的動作。指壓的動作焦點為手的小指。以共感的小指為中心，在大拇指和手掌做指壓。

頭的根部裡，像海帶固定的硬塊，除了注意這部分以外，在稍下方的脊柱陷沒的部分，慢慢的暖和之，輕輕的壓住更有效果。這個部分裡較容易發冷，也可以利用暖袋來溫熱它。另外，腋下或大腿的內側也是一樣，比較不會注意到，也是指壓的重點。

更年期是結束女性生產和性的象徵，只有人類，是在不能生育的個體裡，等待年老，而繼續生存的動物。其他的動物只要不能生育，就會迅速的死亡。

或許會感嘆，希望回到年輕的時代。一切的事物都要經過後悔，才想重新開始。女人完成女人一生的工作後，只能現實的去面對年老的來臨。在佛教裡有老年之道的指導書籍，近代的科學思想推翻了佛教的今天，我們卻不能擁有那本標準性的教科書。老之道，只有靠自己一步步的來經營。更年期，就是那所謂老之道的一個入門儀式。

●主婦濕疹

考科（Robert Kcch，德國醫學者，被稱為細菌學之父）、巴斯德（Louis Pasteur，法國化學家、細菌家），發現病是由細菌引起，已經百年。以病症的原因來說，細菌或毒物等，潛伏在自己的外側，是肉眼看不到的惡者，經過探查引起流行病症。如果輸給了細菌，只要控制自己的生命力來醫療，就不會引發所謂的流行病。

主婦濕疹也是一樣，洗潔劑或水質惡化，累積而引起。

我們如果聽到主婦濕疹，就會想到合成洗潔劑。雖然這也是主要原因，但也不是全體性的原因。

年輕的主婦得到濕疹，大概都是比較嬌嫩的人，沒有做過家事，溫溫柔柔的人較多，她們的肩膀肌肉較不發達。手接連神經，從頸椎的中間凸起，肩膀的肌肉能到達手部。這裡的肌肉如果不夠柔軟或豐富的話，神經在途中受到壓迫，做起事情較不順手。手部的皮膚神經的保護和支配，就會滯留在一起。

或許人的生活提高，肌肉柔弱的小姐不斷的增加，這也是主婦濕疹增加的原因。

這些小姐們，超過了肌肉可以彎曲的年齡時，假如家裡沒有雇用打掃的佣人，用嬌嫩的神經和肌肉，一個人要負責全部的家事，導致皮膚疲勞，或承受不了洗潔劑的侵蝕，而產生濕疹。

治療的對策有三種：

第一，改善飲食，而且很認真的去做家事。

第二，鍛鍊上半身的肌肉，特別是肩膀前側的肌肉。如果有小孩子，可以將背小孩子背巾，交叉的綁在前胸，然後慢慢的挺直。即使很辛苦也要好好的鍛鍊。也可以參加媽媽芭蕾舞班，來鍛鍊肌肉。

第三，暢通血氣的運作。並再次研讀「提高手腳、電動按摩器」和「上焦呼吸」「溫冷浴」的項目，並且徹底的去實行。

如果覺得這種練習很煩麻，而去購買皮膚炎軟膏來擦抹患部，「怎麼不會好呢？」這時候請速放棄，實地的去施行吧！

第六章　加強好的觀念

疾病時視而不見，會健康嗎？

煩惱沾滿了我們全身，沒有關係，佛裡沒有煩之一種主張學術。想吃、想做、想動，在這三點裡我們用它來生存的眾生，這些和已經修行後的神佛，也是同樣的一件事，到底要表白什麼？我們也不知道。

佛教一直是以「色即是空，空即是色」和「煩惱中有菩提」等的說教，結果到底要做什麼都不知道。

不覺得很麻煩的人，或會想到這點的人，最好再更深一層的去理解它。當疾病發生時，用生命來觀察它，生存的意義會更快樂。

會有這種事實。

鼻水流個不停的人，眼睛因充血發紅，會用鼻音說：「我好像有點感冒。」這種人對於身體的問題，用操體法來解決就可以治好。然後用這個姿勢，在腰椎最上面稍微陷下去的部分，用手指輕叩一下，順手將下焦呼吸改變為上焦呼吸。

如果這樣，這部分的胸部或上腹部的呼吸運動就能完全改變。然後經過一段時間，身體自然而然會發熱起來。頭部的周圍或額頭，會大量的發汗。如果用體溫計測量體溫，應為三七·五度，微熱。然後經過幾個小時後，這種微熱會持續著，再睡十分鐘左右，就不會有「好像有點感冒」的感覺，從此煙消雲散。

如果體溫計的紅線超過三七·五度時，是否就是生病了呢？普遍都會這麼想吧！這是我們對身體的理解度，根深蒂固的想法。

假如，自己對自身的生命力有信賴的話，我想不應該有這種想法吧！身體的體溫想上升，但是不能達成，只能呈現鼻子的感冒症狀出來，如此說法，是不是無法想像呢？其實，只要用眼睛來觀察身體的事實，並且信賴這個事實，只是如此而已。

所以，對於體溫上升的現象，是身體等待已久的發熱作用，很順暢的將熱散出。只是，對於擁有這副身體主人的我們，只是將發熱視為不舒服的眼光來對待，當然不會高興。對於身體的請求視而不見。

身體完成散熱的工作後，體溫自然的會下降到紅線以下的地方。就像燒垃圾的火被熄滅掉一樣。垃圾的量如果很多，燃燒的時間當然會越多，感冒也會一直治不好。

如果想燒盡一天份量的垃圾，經過好幾天好幾天積屯的垃圾，想要完全燒盡，那麼火勢當然不易撲滅了。如果有人說：「我一年四季都在感冒」，是因為全身充滿了垃圾的關係。垃圾，當然不能以一天份量來分別處理掉，這是好幾天份量積屯，也是體質的問題。身體較不柔軟的人，一點點的老廢物，因為處理燃燒的開關不能啟動，垃圾就一天天的屯積起來。

在身體表面，每天利用沐浴來洗淨身體，但身體的裡面，卻髒亂不堪。心裡也遭受污染，不能思考事物。應該考慮「如何才能讓垃圾不再積屯在身體裡面」，是非常必要的。

感冒是百藥的首者

對身體來說，以體溫計紅線的上下，來衡量身體的好壞是不對的。當然，由我們引發的症狀，身體有自己治癒的方式。所以，我們才說「感冒是百藥的首者」。

像這樣，對於某些程度的體溫上升之事，是對身體一種必須的過程，在不健康的身體裡，就會有上升的現象不能停止。身體的慾求，不能完全的表示出來。頑固的身體歪曲現象，可以改變成為自然治癒的能源之疾病。像這樣的人，最好的對策就是將體溫上升。

欲將體溫升高的方法有很多種。對於身體積極性的活動是最好的，或者泡腰、泡腳，也是促進體溫上升的一種方法。

泡腰是指從肚臍下淋溫水，上半身則穿著衣物，也可以披上毛巾，不要受寒即可。或者在浴室添設三溫暖的設備，比較麻煩，但也可以。冬季裡，如果在浴室中取暖，有的人也會用石油的暖爐，這是非常危險的。因為浴室的空間較狹小，馬上會有缺氧的現象，或一氧化碳中毒的危險。

在進行泡腰的過程中，或泡腳（二十五頁）也是一樣，要同時的飲用白開水。兩邊手腕，儘量不要在熱水中。頭部往後面提高，靠在浴缸的旁邊，肩膀是提高的狀態。並將胸部的呼吸儘量的提起來。

像這樣對身體施加肝火後，慢慢的就會發熱。肩膀、頭部或額頭，如果大量的排出汗以後，也就是將身體內部大掃除的最佳證明。在浴室中使用溫度計測量時，差不多會在三十七・五度左右為止，略微升高。

臉會發熱呼吸較不順暢，那是人工製造出來的感冒症狀。

到此為止，完全身體的化學反應後，再離開浴室。沐浴後要補充水分和維他命Ｃ。如此就完成了身體的大掃除工作。

其實，溫冷浴最能徹底的完成（對於溫冷浴，已經在第一〇六頁的呼吸地方討論過了）。

像這樣，在人工的感冒症狀裡，可以將身體積屯的老廢物，進行一天份量的處理完成。不會真正的感染感冒。因為感冒的原料已經沒有了。

當疾病發生時

其實，我們的身體是最自然性的，有時與外邊的自然有牽伴性的連動著，成為廣大宇宙的一項調度品。宇宙與自然，雖然讓我們可以感到某一種的寬闊感，其實並非如此。在禪的世界裡，「因為我們的存在，而造成宇宙」（自己也身為其中之一，才開始形成這個世界），這是當然的道理。

我們下意識可以決定做與不做，但在身體無意識的部分裡，如果沒有這樣就不能在自然界中生存下去。

婦女的卵巢，每個月都會排卵。在秋季裡除了天高馬肥外，我們的食慾也會大量增加，很傷腦筋。在植物長果實的季節中，我們動物的身體和食物，也要對應的關係。

外界的自然有了變化，身體的內部也會自然的變化。在變化的過程中，使身體產生精神狀態緊張的現象。刺激性的變化裡，有鍛鍊的意味存在。

所以生病，是內部控制器自然的轉變，身體是一種狀態。相反的，如果這種突然的大轉變，身體不能承受的話，內部組織因此也發生了問題。

發熱時，要完全的發熱，下痢時也要完全的排泄出來，正確性的面對疾病，疾病也因此受到鍛鍊，培育身體這種突然的大轉變。雖然這是一種特殊的理論，但也是事實。所以，用藥物來抑制輕微的症狀是不對的。要有某一個程度來對應，是一個重要的原則。

如果有人說：「今年的冬天，只要感冒一次，就沒問題了。」這種人的身體，是正確的一種應付疾病的身體。

請不要認為它是荒誕的想法。事實上，這種疾病的鍛鍊方式，我們已經在實行了。是不是沒有注意到呢？預防注射就是其中的一種。

平時得到輕微的疾病時，故意注射重症的預防。在醫院裡也是一樣，打過預防針後，身體也會自然的發熱。只要有預先的心理準備，不管什麼疾病，都不是一件恐怖的事。

同樣的，適當給予一點精神狀態的緊張，並給予適當的運動狀態緊張、空腹性狀態緊張，也是鍛鍊自己的生命力。提高了生命力的鍛鍊後，疾病的陰影就會漸漸的消失。

預防注射是流行性感冒或霍亂等，某特定的疾病，才有效果出現，生活中的精神狀態緊張裡，使疾病的陰影，漸漸地消失。

現代所謂高度工業化的社會裡，不是將自然界中的人類埋起來的時代。在無自覺狀態的時代任其延續，對於精神緊張狀態不足下，使身心變得很虛弱。

虛弱的身心會導致百病纏身。疾病不是喜歡隨意的感染自己的身體。但當元氣較薄弱時，只好勉強的附著在身上了。

當人類可以壓倒自然的力量時，人的身心可以克服嚴熱和寒冷，來鍛鍊肉體，也是間接的在培育自己的身心。只要認識健康，健康就會永遠跟隨著我們。

只是，這數十年來，科學技術的發展，相反的壓倒自然界的力量。在身心中自己以最切實的自然性、努力和精進性，來維持身體的健康。荷爾蒙製劑或抗生物質，高難度的外科手術，甚至臟器移植等等。在這其中總覺得有無限的可能性將不斷的發生。

假如，這些將無限度的增加在地球上，對於環境污染或地球的溫室化等，好像可以預期其可能的限度了，對於人的身心也是一樣的，我們並不是醫學或技術的玩偶，這點我們應該要明白。為了能對環境和疾病的鍛鍊，保護生存在地球表面的生物，應該有更好的方法才對，如果沒有，人類將永遠無法得到豐富的人生了。

如果能注意到「生病也是一種健康」「如果沒有疾病，身體內部環境也產生變化，就會死亡。」「我的身體非常健康，因為我也會生病。」當生病時「噢！也可以開始鍛鍊了。這樣我的壽命可多延長三天左右了」等，要有這種觀念才可以。能夠體會疾病的意義，使人生的旅程中更加豐富。

現在，能夠體會疾病的意義，也能夠體會死亡的意義。我們不要抱怨疾病，才是最正確的觀念。

在白天裡親近自己的身體，不要打擾自己的身體流程，自己可以完成的事，自己來解決。其他的事，身體自己會自己調適。視個人的技術和熟練的程度而異，從簡單的疾病到長期慢性疾病為止，用自己的原始感覺和用自己的心，去治療解決它。

其實，這些都是非常簡單的，這種事情在一般的動物都可以做到，何況是人類……。

國家圖書館出版品預行編目資料

禪宗自然養生法／費德漢編著
－－初版－臺北市，大展，民 89
面；21 公分－（家庭醫學保健；62）
ISBN 957-468-007-X（平裝）
1. 自然療法 2. 健康法

418.94 89007293

禪宗自然養生法 ISBN 957-468-007-X

編　　著／費　德　漢
發 行 人／蔡　森　明
出 版 者／大展出版社有限公司
社　　址／台北市北投區（石牌）致遠一路 2 段 12 巷 1 號
電　　話／(02) 28236031・28236033・28233123
傳　　真／(02) 28272069
郵政劃撥／01669551
E-mail／dah-jaan@ms9.tisnet.net.tw
登 記 證／局版臺業字第 2171 號
承 印 者／國順圖書印刷公司
裝　　訂／嶸興裝訂有限公司
排 版 者／千兵企業有限公司
初版 1 刷／2000 年（民 89 年） 7 月

定　價／200 元

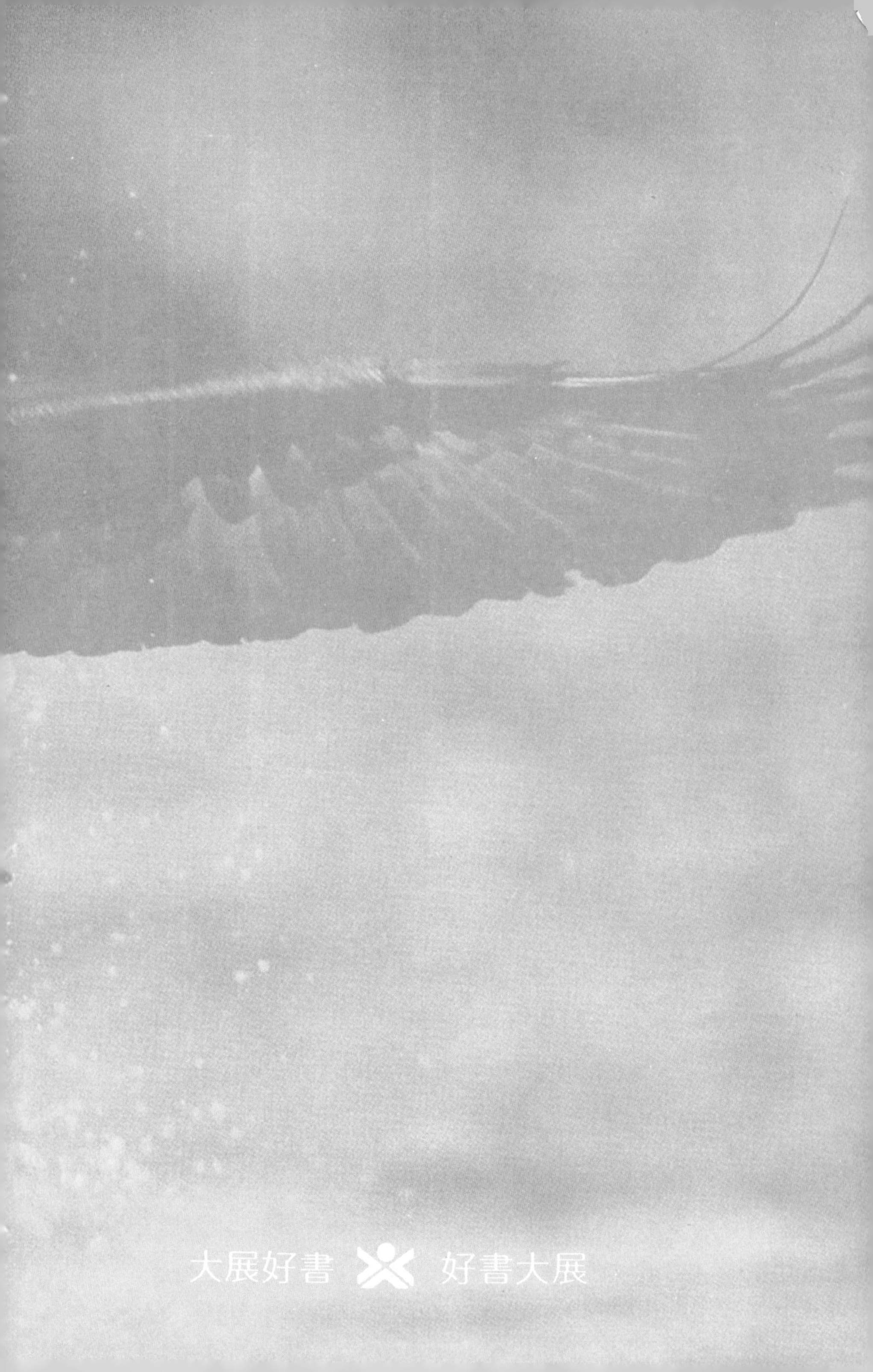
大展好書 好書大展

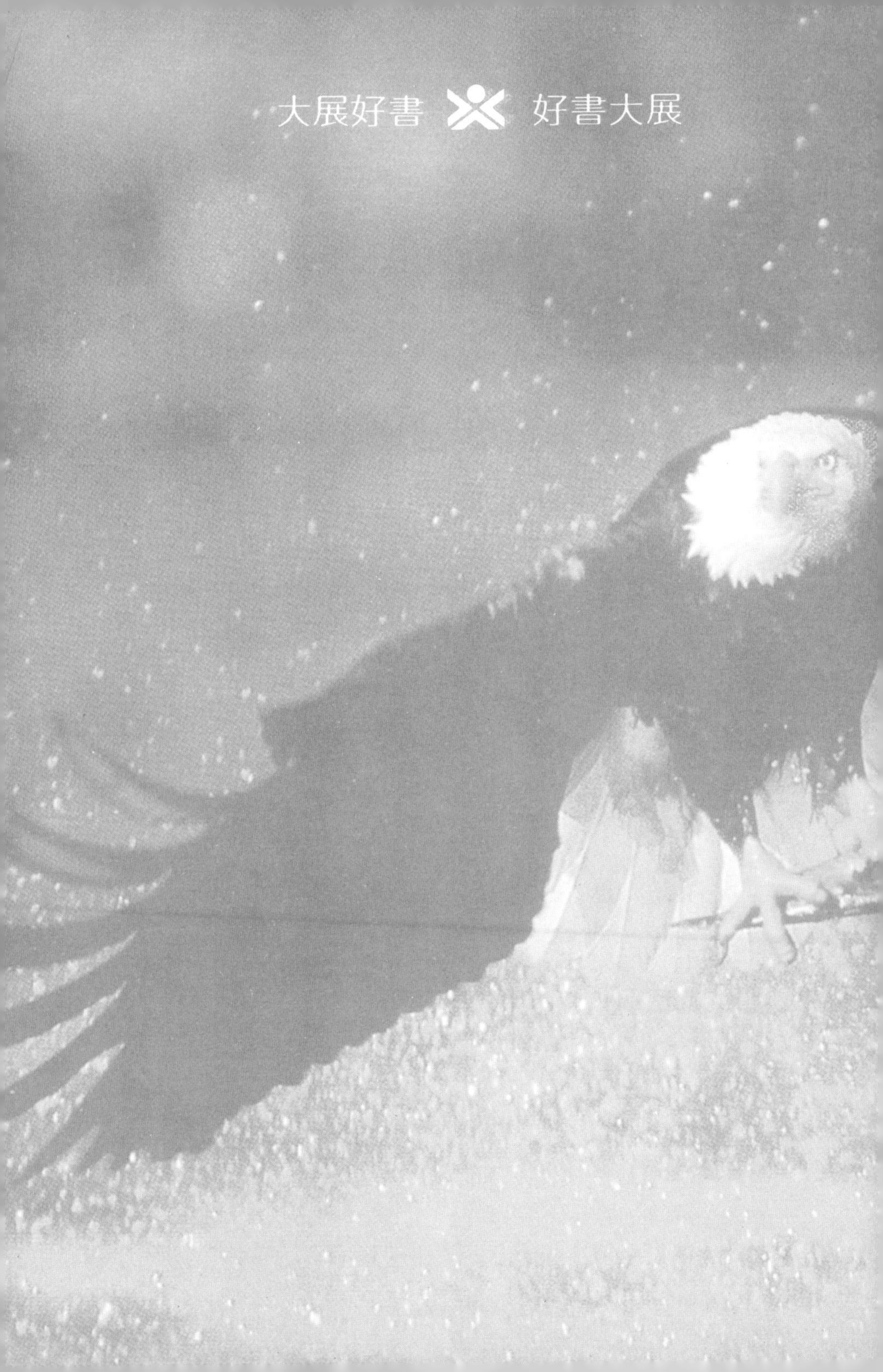
大展好書 好書大展